Karin Schmiedel
Update Diabetes

Update Pharmazie

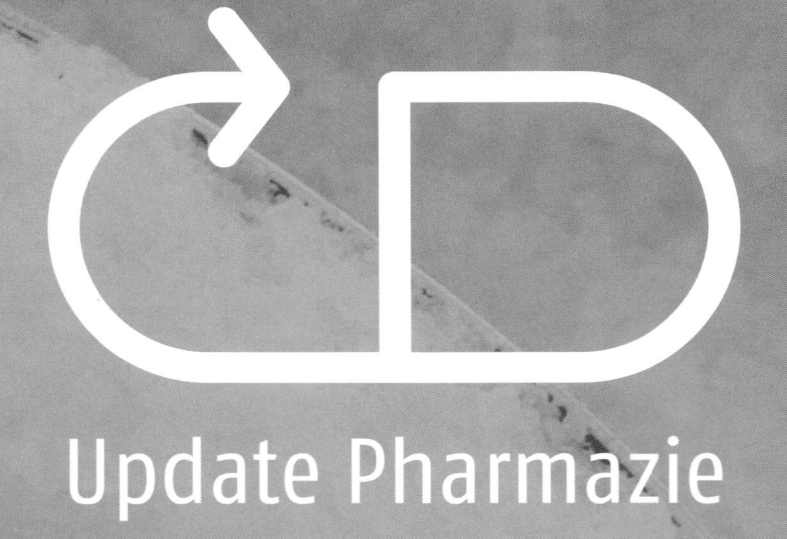

Karin Schmiedel

Update Diabetes

Arzneitherapie, Hilfsmittel, Beratung

Herausgeberin
Karin Schmiedel, Bad Windsheim

Autoren
Marcus Lautenschläger, Münster
Emina Obarcanin, Düsseldorf
Karin Schmiedel, Bad Windsheim

Mit 26 Abbildungen und 22 Tabellen

Deutscher Apotheker Verlag

Zuschriften an
lektorat@dav-medien.de

Anschriften der Autoren

Dr. Karin Schmiedel	Dr. Marcus Lautenschläger	Dr. Emina Obarcanin, Pharm. D.
Raiffeisenstr. 36	Hammerstraße 51	Bilker Allee 211
91438 Bad Windsheim	48153 Münster	40215 Düsseldorf

Alle Angaben in diesem Buch wurden sorgfältig geprüft. Dennoch können die Autoren und der Verlag keine Gewähr für deren Richtigkeit übernehmen.

Ein Markenzeichen kann markenrechtlich geschützt sein, auch wenn ein Hinweis auf etwa bestehende Schutzrechte fehlt.

Bibliografische Information der Deutschen Nationalbibliothek
Die Deutsche Nationalbibliothek verzeichnet diese Publikation in der Deutschen Nationalbibliografie; detaillierte bibliografische Daten sind im Internet unter https://portal.dnb.de abrufbar.

Jede Verwertung des Werkes außerhalb der Grenzen des Urheberrechtsgesetzes ist unzulässig und strafbar. Das gilt insbesondere für Übersetzungen, Nachdrucke, Mikroverfilmungen oder vergleichbare Verfahren sowie für die Speicherung in Datenverarbeitungsanlagen.

1. Auflage 2016
ISBN 978-3-7692-6713-6 (Print)
ISBN 978-3-7692-6714-3 (E-Book, PDF)

© 2016 Deutscher Apotheker Verlag, Germany
Birkenwaldstraße 44, 70191 Stuttgart
www.deutscher-apotheker-verlag.de
Printed in Germany

Satz: primustype Hurler GmbH, Notzingen
Druck und Bindung: MEDIALIS Offsetdruck GmbH, Berlin
Umschlagabbildung: Sergey Yarochkin/fotolia
Umschlaggestaltung: deblik, Berlin

Vorwort

Diabetes mellitus hat sich zu einer weltweiten Herausforderung entwickelt. Die Weltgesundheitsorganisation spricht in Europa von einer Diabetesepidemie. Aber nicht nur in Europa, sondern vor allem auch in Ländern mit niedrigem Einkommen beobachten wir wachsende Erkrankungszahlen.

Für Apotheker ist Diabetes mellitus schon lange eine Krankheit, die ihre besondere Aufmerksamkeit erfordert. Bei Diabetes mellitus ist das Selbstmanagement der Erkrankung durch den Patienten aufwändiger als bei anderen chronischen Erkrankungen. Hierbei ist eine kontinuierliche Unterstützung durch die Apotheke unerlässlich.

Das vorliegende Update Diabetes baut auf dem Wissen der pharmazeutischen Mitarbeiter auf. Es dient der Vertiefung und Aktualisierung des Kenntnisstands über Diabetes mellitus. Praktische Tipps und Beispiele aus der Offizin machen das Buch zu einem wichtigen Begleiter in der Pharmazeutischen Betreuung von Menschen mit Diabetes.

Die beste Unterstützung erhält ein Diabeteskranker stets von einem hervorragend ausgebildeten Team von Diabetesexperten. Mein Dank gilt daher den Autoren mit ihrer Expertise im Diabetes-Bereich sowie dem Team des Deutschen Apotheker Verlags, die erheblich zum Gelingen dieses Updates beigetragen haben.

Ich hoffe, dass dieses Buch eine Inspiration im täglichen Engagement für den Diabetespatienten ist und freue mich über konstruktive Kritik aus dem Leserkreis.

Bad Windsheim, Frühjahr 2016   Karin Schmiedel

Inhaltsverzeichnis

Vorwort	V
Abkürzungsverzeichnis	IX

1 Diabetes mellitus Typ 1 1

Moderne Insuline 1
Nebenwirkungen der Insulintherapie 2
Humaninsuline versus Insulinanaloga 3
Neue Entwicklungen bei modernen Insulinen 3

Intensivierte Insulintherapie 4
Basaltherapie 5
Bolus-Therapie 6
Blutzuckerkorrektur 7

Insulinpumpen 8
Indikationen und Kontraindikationen der Insulinpumpentherapie 10

Pharmazeutische Betreuung 10

2 Diabetes mellitus Typ 2 14

Metformin 14

Stellenwert der neuen (oralen) Antidiabetika 16
GLP-1-Analoga 16
DPP-4-Inhibitoren 17
SGLT-2-Inhibitoren 18

Akut- und Spätkomplikationen 19
Akutkomplikation: Hypoglykämie 20
Akutkomplikation: diabetisches Koma 21
Spätkomplikation: diabetische Neuropathie 21
Spätkomplikation: diabetische Nephropathie 23
Spätkomplikation: Netzhautschäden 23

Pharmazeutische Betreuung 24

3 Geräte 27

Stechhilfen 27

Blutzuckermessgeräte 29

Applikationshilfen 32
Spritzen 34
Pens 34
Insulinpumpen 36

Lieferverträge der Krankenkassen 38

4 Ernährung und Bewegung 39

Gewichtsreduktion 39

Ernährung 44
Ernährungstrends 47
Süßungsmittel 47
Alkohol 48
Nahrungsergänzungsmittel 48

Sport und Diabetes 48

5 Fragen am HV-Tisch ... 52

Mein Messgerät zeigt komische Werte an ... 52

Mein Pen ist kaputt ... 53

Ist Alkohol erlaubt? ... 54

Darf ich noch Auto fahren? ... 54

Ich möchte verreisen ... 55

Impfen und Diabetes ... 57

Hilfe! Mein Kind hat Diabetes ... 57

Was ist mit meiner Haut? ... 59

Wie erkenne ich eine gute Patientenschulung? ... 59

Was ist bei pflegebedürftigen Diabetikern zu beachten? ... 59

Weiterführende Literatur ... 62

Bildnachweis ... 62

Sachregister ... 63

Die Autoren ... 67

Abkürzungsverzeichnis

ACE	Angiotensin Converting Enzyme
ADA	American Diabetes Association
ADI	Acceptable daily intake
AKR	Albumin-Kreatinin-Ratio
ALT	Alanin-Aminotransferase
AST	Aspartat-Aminotransferase
BE	Broteinheit
BMI	Body-Mass-Index
BZ	Blutzucker
CGM	Continuous Glucose Monitoring, kontinuierliche Glucosemessung
CSII	Continuous Subcutaneous Insulin Infusion, Insulinpumpentherapie
DDD	Defined daily dose, definierte Tagesdosis
DDG	Deutsche Diabetes Gesellschaft
DKA	Diabetische Ketoazidose
DPP-4	Dipeptidyl-Peptidase-4
eGFR	Estimated glomerular filtration rate, geschätzte glomeruläre Filtrationsrate
FDA	Food and Drug Administration
FPE	Fett-Protein-Einheit
Gamma-GT	Gamma-Glutamyltransferase
G-BA	Gemeinsamer Bundesausschuss
GI	Glykämischer Index
GIP	Glucose-dependent insulinotropic polypeptide
GKV	Gesetzliche Krankenversicherung
GL	Glykämische Last
GLP-1	Glucagon-like-Peptide-1
GU	Grundumsatz
ICT	Intensified Conventional Therapy, intensivierte Insulintherapie
IE	Internationale Einheit
IQWiG	Institut für Qualität und Wirtschaftlichkeit im Gesundheitswesen
KE	Kohlenhydrateinheit
MDI	Multiple Daily Injections
MDK	Medizinischer Dienst der Krankenkassen
NPH-Insulin	Neutral-Protamin-Hagedorn-Insulin, Verzögerungsinsulin
PAL	Physical activity level
PDM	Personal Diabetes Manager
SGLT-2	Sodium-Glucose Cotransporter 2, Natrium-Glucose-Cotransporter 2
SMBG	Self Monitoring of Blood Glucose, Blutzuckerselbstmessung
TSH	Thyreoidea-stimulierendes Hormon
WHO	World Health Organization, Weltgesundheitsorganisation

1 Diabetes mellitus Typ 1

Emina Obarcanin

Die Therapie von Diabetes mellitus Typ 1 (Typ-1-Diabetes) ist eine komplexe und verantwortungsvolle Aufgabe. Eine kontinuierliche Insulintherapie und eine lebenslange Insulinsubstitution mittels Insulinpumpe oder Pen sind für das Überleben der Patienten mit Typ-1-Diabetes erforderlich. Neben Insulin sind Blutzuckerselbstkontrolle, körperliche Aktivität, Schulung der Patienten durch Ärzte, Diabetesberater und Apotheker sowie eine ausgewogene Ernährung wichtige begleitende Elemente zur Therapie.

Moderne Insuline

Das Ziel der Insulintherapie beim Typ-1-Diabetes ist die Nachahmung des physiologischen Insulinprofils unter Berücksichtigung der individuellen Bedürfnisse und Präferenzen des Patienten. Die modernen Insulinanaloga wurden mit diesem Hintergrund entwickelt. Bei gleicher Wirkung weisen sie einen schnelleren Wirkeintritt und eine veränderte Wirkdauer auf. Sie gelten dadurch als besser steuerbar, um so idealerweise den physiologischen Blutzuckerspiegel erreichen zu können.

Es stehen in Deutschland zwei unterschiedliche Gruppen von Insulinen zur Insulintherapie des Typ-1-Diabetes, die sogenannten **Humaninsuline** (Normalinsuline einerseits und Verzögerungsinsuline wie z. B. NPH-Insulin andererseits) und die **Insulinanaloga** zur Verfügung. Auch fertige Mischpräparate aus Verzögerungs- und Normalinsulin sind erhältlich (z. B. Huminsulin® Profil III mit 30 % Normalinsulin und 70 % NPH-Insulin, ○ Abb. 1.1).

Die modernen Insulinanaloga enthalten gentechnologisch modifizierte Aminosäuresequenzen und haben dadurch einen veränderten Wirkungseintritt und -verlauf. Dazu gehören die **kurzwirksamen Insulinanaloga** Insulin aspart (NovoRapid®), Insulin lispro (Liprolog®, Humalog®) und Insulin glulisin (Apidra®), die einen schnelleren Wirkeintritt und eine kürzere Wirkdauer haben als Normalinsuline, und die als besser steuerbar gelten (○ Abb. 1.1). Bei den kurzwirksamen Insulinanaloga ist das Insulinmolekül so modifiziert, dass eine schnelle Dissoziation der Hexamere zu Dimeren und Monomeren nach der Injektion stattfindet. Eine schnelle Dissoziation wiederum führt zu einer beschleunigten Absorption von Insulin. Die Wirkung beginnt nach wenigen Minuten, das Maximum wird bereits nach etwa einer Stunde erreicht, nach 2,5–4 Stunden endet sie. So sind nach den Mahlzeiten „Blutzuckerspitzen" geringer ausgeprägt und auch schwere Unterzuckerungen zwischen den Mahlzeiten durch eine zu lange Insulinwirkung werden reduziert. Folglich hat die veränderte Pharmakokinetik der kurzwirksamen Insulinanaloga den Vorteil, dass der Patient keinen bzw. nur einen kurzen Spritz-Ess-Abstand (< 15 min) einhalten muss und feste Zwischenmahlzeiten entfallen können. Bei kurzwirksamen Insulinanaloga kann, wie bei Normalinsulin, durch Zusatz von Protamin die Wirkdauer verlängert werden. Solche Mischpräparate sind im Handel erhältlich (z. B. Humalog® Mix 25 mit 25 % Insulin lispro gelöst und 75 % Protamin lispro Kristallsuspension).

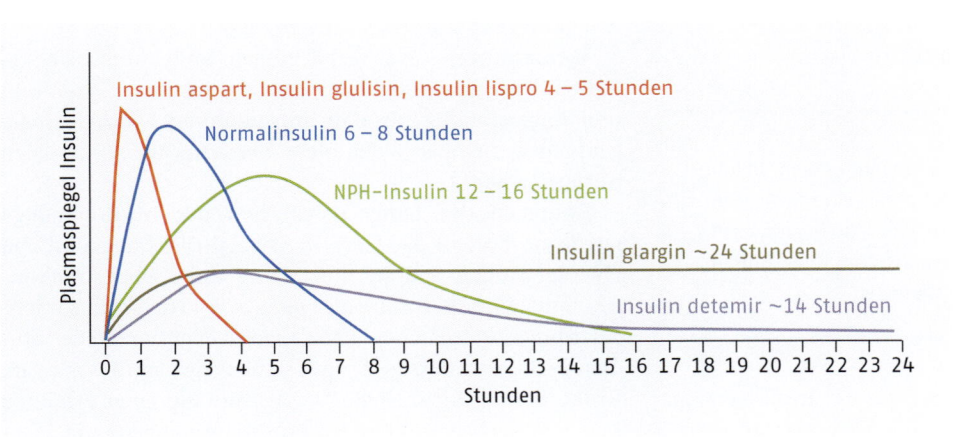

○ **Abb. 1.1** Wirkprofil von verschiedenen Insulinen. Nach [1–3]

> **UPDATE**
>
> Kurzwirksame Insulinanaloga benötigen keinen oder nur einen kurzen Spritz-Ess-Abstand (< 15 min).

Verzögerungsinsulinanaloga wie Insulin glargin (Lantus®, Abasaglar®), Insulin detemir (Levemir®) und Insulin degludec zeigen hingegen eine gleichmäßigere Freisetzung aus dem subkutanen Fettgewebe, d. h. eine geringere Wirkspiegelvariabilität als das NPH-Insulin.

Die längere Wirkdauer dieser langwirksamen Insulinanaloga (Levemir®, Lantus®, Abasaglar®) ist insbesondere während der Nacht von Vorteil, da die Tendenz ein „Dawn-Phänomen" – einem morgendlichen Anstieg der Nüchternblutzuckerwerte – zu entwickeln geringer ist als unter NPH-Insulinen. Die oft zu kurze Wirkdauer der NPH-Insuline ist häufiger mit einem „Dawn-Phänomen" verbunden.

Beim Insulin glargin (Lantus®, Abasaglar®) wurde mit dem Ersetzen der Aminosäure Asparagin des Humaninsulins durch Glycin und durch die Verlängerung der B-Kette am Carboxylende um zwei Arginin-Moleküle erreicht, dass Insulin glargin gleichmäßig über 24 Stunden seine Wirkung entfaltet. Es kommt in der Praxis allerdings häufig vor, dass es unter der Therapie mit Insulin glargin immer wieder zu stärkeren Blutzuckerschwankungen kommt, insbesondere in den Stunden vor der nächsten Injektion. Auch ein „Dawn-Phänomen" kann häufig mit Insulin glargin nicht adäquat behandelt werden. Ein weiterer Nachteil ist, dass beispielsweise bei einer ganztägigen sportlichen Aktivität mit erhöhtem Energiebedarf die einmalige Dosis kaum angepasst bzw. reduziert werden kann. Deshalb ist es häufig erforderlich, das Insulin glargin zweimal täglich subkutan und möglichst immer zur gleichen Tageszeit zu spritzen.

Auch Insulin detemir (Levemir®) mit einer Wirkdauer bis zu maximal 20 Stunden, meistens von 14–20 Stunden, muss in der Regel zweimal täglich appliziert werden. Der Verzögerungsmechanismus beruht bei diesem Insulin auf einer angehängten Myristin-Fettsäure. Dieses Insulin bindet an Albumin im Gewebe, wodurch die Resorption verzögert ist. Die Aufteilung der Tagesmenge auf die beiden Injektionen kann zu etwa gleichen Teilen erfolgen. Allerdings ist es häufig notwendig, abends einen größeren Anteil zu spritzen, um den Wirkstoffspiegel stabil zu halten.

Unter den Verzögerungsinsulinen scheint Insulin detemir in der Praxis die kleinsten Wirkungsschwankungen und somit eine günstige Steuerbarkeit aufzuweisen.

> **UPDATE**
>
> Beim Austausch eines NPH-Insulins oder von Insulin glargin durch Insulin detemir ist meist eine Dosiserhöhung erforderlich, häufig um 10–20 %, da Insulin detemir im Vergleich zu anderen Basalinsulinen den Blutzucker etwas weniger zu senken scheint.

Viele Patienten empfinden die Therapie mit Insulinanaloga einfacher, weil sie sich besser an die Therapie „erinnern", wenn sie die Insuline unmittelbar vor der Mahlzeit spritzen können. Damit ist für den Patienten mehr Flexibilität gegeben, da bei herkömmlichen Insulinen stets ein Spritz-Ess-Abstand von 30–45 Minuten eingehalten werden muss.

Die Wirksamkeit der Insulintherapie wird am Erreichen einer ausreichenden Stoffwechseleinstellung mit möglichst normnahen Blutzuckerwerten gemessen. Dazu sollen Nebenwirkungen der Insulintherapie (wie z. B. Hypoglykämie und Gewichtszunahme) möglichst vermieden werden.

Nebenwirkungen der Insulintherapie

Als Nebenwirkungen der Insulinanaloga-Therapie, wie auch bei herkömmlichen Insulinen, kommen insbesondere **Hypoglykämien** vor, mit meist typischen Begleiterscheinungen wie Heißhungergefühl, Zittern, Schweißausbruch, Sehstörungen und Verwirrtheit. Jede Unterzuckerung sollte sofort mit der Einnahme von schnell resorbierbaren Kohlenhydraten wie z. B. Traubenzucker korrigiert werden. Zu diesem Zweck sollten insulinpflichtige Diabetiker stets Traubenzucker mit sich führen. Um Hypoglykämien zu vermeiden, empfiehlt sich darüber hinaus, dass Patienten mindestens viermal täglich (vor jeder Mahlzeit, vor dem Schlafengehen) ihren Blutzucker messen. Je nach Stoffwechsellage auch bedeutend häufiger. Patienten sollten dahingehend beraten werden, dass sie vor dem Autofahren, vor sportlichen Aktivitäten wie z. B. Schwimmen oder beim Bedienen von Maschinen unbedingt zusätzlich den Blutzucker bestimmen sollten, um eine drohende Unterzuckerung auszuschließen. Auch Patienten mit Leber- oder Niereninsuffizienz haben ein erhöhtes Hypoglykämierisiko. Es ist wichtig, die Insulindosis bei diesen Patienten anzupassen und gegebenenfalls mit einer zunächst niedrigeren Insulindosis die Therapie zu beginnen.

Weiterhin zählen Gewichtszunahme, allergische Reaktionen sowie **Verhärtungen an der Einstichstelle** (Lipohypertrophie) zu den häufigeren Nebenwirkungen der Insulintherapie. Um Letzteres zu vermeiden, ist ein ständiger Wechsel der Injektionsstelle in einem festgelegten Rhythmus geboten. So soll bei jeder Injektion die Injektionsstelle mit mindestens 3 cm Abstand zur vorherigen gewechselt werden, alle Injektionszonen z. B. Bauch und Oberschenkel sollen verwendet werden und es soll zwischen linker und rechter Körperhälfte variiert werden. [4]. Die Rotationsschablonen von BD zur richtigen Injektionsstelle bieten Hilfe und können gratis telefonisch bestellt werden [4].

Vernarbungen und Verhärtungen im Unterhautfettgewebe führen ansonsten dazu, dass das Insulin nur schlecht und unregelmäßig ins Blut aufgenommen wird. Deshalb sind auch sichtbar entzündete Bereiche als Spritzstellen nicht geeignet.

Bezüglich der **Langzeitsicherheit der Insulinanaloga** werden vor allem das Herz-Kreislauf-Risiko aufgrund von Hypoglykämien und die Entstehung von Krebserkrankungen unter Einsatz von Insulin glargin kontrovers diskutiert. Allerdings besteht bislang trotz vieler experimenteller Studien keine zuverlässige Prognose über das kardiovaskuläre Risiko der Insulinanaloga. Die Vermutung einer erhöhten Rate von Krebserkrankungen im Zusammenhang mit Insulin glargin konnte jedoch durch die im Jahr 2012 veröffentlichte ORIGIN-Studie entkräftet werden [5]. Diese Studie hat die Langzeitwirkungen von Insulin glargin über einen Zeitraum von sechs Jahren untersucht. Allerdings sind noch weitere Langzeitbeobachtungsstudien notwendig, da in der genannten Studie sehr niedrige Dosen von Insulin glargin eingesetzt wurden. Die FDA (Food and Drug Administration) in den USA fordert deshalb vom Hersteller des neuen Basalinsulins, dem Insulin degludec, mit einer Wirkdauer von 42 Stunden, die Bewertung von Langzeitrisiken. So erhofft man sich, dass die Ergebnisse einer noch laufenden klinischen Studie, die Insulin glargin und degludec im Hinblick auf die kardiovaskuläre Sicherheit untersucht (DEVOTE-Studie), endgültige Beweise bringen wird [6].

> **UPDATE**
>
> Nebenwirkungen von Insulinanaloga sind insbesondere Hypoglykämien, Gewichtszunahme, allergische Reaktionen und Verhärtungen an der Einstichstelle. Das kardiovaskuläre Risiko ist noch nicht abschließend untersucht.

Humaninsuline versus Insulinanaloga

Die Deutsche Diabetes Gesellschaft (DDG) empfiehlt den Einsatz von Insulinanaloga in der Diabetes-Therapie, wenn Hypoglykämien als Nebenwirkungen ein relevantes Problem darstellen und wenn individuelle Blutglucoseziele durch die besondere Pharmakokinetik verbessert werden können (z. B. Erreichen befriedigender Nüchternblutglucosewerte) [7].

Das IQWiG (Institut für Qualität und Wirtschaftlichkeit im Gesundheitswesen) konnte allerdings keine Vor- oder Nachteile der Insulinanaloga im Vergleich zu Humaninsulin bezüglich der Häufigkeit der Unterzuckerung, der HbA_{1c}-Werte, der Lebensqualität, der Lebenserwartung und der Auswirkung auf die Folgekomplikationen des Diabetes feststellen [8, 9]. Deshalb dürfte die Therapie mit einem Analoginsulin für die gesetzliche Krankenversicherung (GKV) nicht mehr kosten als die Therapie mit Humaninsulin, andernfalls wäre das Insulinanalogon von der Verordnung ausgeschlossen. Für die Praxis hat das allerdings so gut wie keine Konsequenz, da die meisten Hersteller mit den Krankenkassen Verträge bezüglich der Abgabe von Insulinanaloga abgeschlossen haben, die die Verordnung ermöglichen. Dennoch sollten die Insulinanaloga wegen ihres höheren Preises nur für diejenigen Patienten eingesetzt werden, die mit herkömmlichen Insulinen eine unbefriedigende Stoffwechseleinstellung erreichen oder bei denen häufig während der Therapie Hypoglykämien auftreten [7].

> **UPDATE**
>
> Insulinanaloga sollten wegen ihres hohen Preises nur bei Patienten mit unbefriedigender Stoffwechsellage oder bei Neigung zu Hypoglykämien eingesetzt werden.

In 2014 wurde mit Insulin degludec ein weiteres neues Insulin mit einer Wirkdauer von mehr als 42 Stunden auf den deutschen Markt eingeführt. Der Wirkungsmechanismus von Insulin degludec ist ähnlich wie bei Insulin detemir. Durch Bildung löslicher Multihexamerketten im Unterhautfettgewebe erfolgen eine gleichförmige, langsame Freisetzung aus diesem Depot und eine zusätzliche Bindung an Albumin im Blut. Dies führt zu einer sehr langen Wirkdauer. Aber auch in diesem Fall wurde vom IQWiG kein Zusatznutzen anerkannt. Damit konnte keine Einigung bezüglich des Erstattungspreises mit dem Gemeinsamen Bundesausschuss (G-BA) erzielt werden, was dazu geführt hat, dass der Hersteller Novo Nordisk den Vertrieb von Insulin degludec (Tresiba®) zum 15.01.2016 in Deutschland eingestellt hat. Etwa 40 000 Patienten, die mit diesem Insulin behandelt wurden, sind betroffen und müssen auf ein anderes langwirksames Insulin umgestellt werden. Diese Entwicklung ist kritisch zu bewerten, da Deutschland durch diese Maßnahmen hinter dem internationalen Standard liegt und somit die Therapie des Typ-1-Diabetes immer mehr durch Preisverhandlungen beeinflusst wird.

Neue Entwicklungen bei modernen Insulinen

Die Entwicklung neuer, moderner Insulinpräparate hat die Ziele, die physiologische Insulinwirkung noch besser nachzuahmen und den Patienten mehr Komfort zu ermöglichen. Daher werden in Zukunft neue, moderne Insulinpräparate mit verbesserten Eigenschaften auf den Markt kommen. **Glargin 300** (Toujeo®) ist ein Insulin glargin mit 300 IE pro ml. Es verursacht in den Zulassungsstudien weniger Hypoglykämien und hat den Vorteil, dass Patienten, die viele IE Insulin applizieren müssen, dies mit einem vergleichsweise geringen Volumen erreichen. Insulin glargin 300 ist seit Mai 2015 in Deutschland erhältlich.

Ebenfalls 2015 wurde dem ersten **Insulin-Biosimilar**, einem neuen Insulin glargin (Abasaglar®), von der Europäischen Kommission die Zulassung für Europa erteilt. Ein Biosimilar ist ein biotechnologisch erzeugter eiweißbasierter Nachahmer-Arzneistoff, der nach Ablauf der Patentzeit eines Originalwirkstoffs zugelassen wird.

> **UPDATE**
>
> Neu entwickelte Insuline sind Glargin 300 (Toujeo®) und ein Insulin-Biosimilar von Insulin glargin (Abasaglar®). Das langwirksame Insulinanalogon peglispro befindet sich noch in der Entwicklung.

In Entwicklung ist darüber hinaus das PEGylierte, langwirksame Insulinanalogon **peglispro**, das vor allem auf das Lebergewebe einwirkt und die hepatische Gluconeogenese reduzieren kann. Die klinische Rationale für die Entwicklung des PEGylierten Insulin lispro war ein langwirksames Insulin, mit einem gut steuerbaren Wirkprofil, weniger Glucosevariabilität und weniger Nebenwirkungen, zu entwickeln. Die IMAGINE-Studie zeigte eine reduzierte Rate nächtlicher Hypoglykämien, aber einen Anstieg der schweren Hypoglykämien, weniger Blutglucoseschwankungen, eine größere Gewichtsreduktion und eine bessere HbA_{1c}-Senkung, verglichen mit Insulin glargin [10]. Allerdings kam es unter der Anwendung von peglispro zur Erhöhung der Leberaminotransferasen, des Leberfetts und der Triglyceride, was zur Verzögerung des Zulassungsantrags in den USA geführt hat, bis neue Sicherheitsdaten bezüglich der Lebertoxizität vorliegen.

Intensivierte Insulintherapie

Das langfristige Ziel der Insulintherapie des Typ-1-Diabetes ist es, die Rate diabetesassoziierter Komplikationen und Folgeschäden zu senken und gleichzeitig die Lebensqualität der Patienten zu verbessern. Bei Menschen mit Typ-1-Diabetes soll der angestrebte HbA_{1c}-Wert < 7,5 % oder 58 mmol/mol liegen, ohne dass schwerwiegende Hypoglykämien auftreten [7]. Die DDG-Leitlinien zeigen sich allerdings patientenorientiert und ermutigen, individualisierte Therapieziele und Therapiestrategien zu wählen [7]. Diese Strategien berücksichtigen insbesondere die jeweiligen Lebensumstände, die Erkrankungsdauer, die Komplikationen des Diabetes sowie Komorbiditäten, Alter, individuelle Präferenzen und Wünsche des Patienten und somit das individuelle Risiko für das Auftreten von Hypoglykämien.

> **HbA_{1c}-Zielbereich**
> Die HbA_{1c}-Werte, die angestrebt werden, sollten individuell mit dem Patienten vereinbart werden [7].
> Werte im **niedrigeren Bereich** (< 7,5 % oder 58 mmol/mol) sind möglich bei
> - Präferenz des Patienten,
> - individuellen Möglichkeiten zur Therapieadhärenz,
> - erfolgter Nutzen-Risiko-Abschätzung.
>
> Werte im **oberen Bereich** (≥ 7,5 % oder 58 mmol/mol) sind erwünscht bei
> - langjährig schlecht eingestelltem Diabetes mellitus,
> - einem hohen Hypoglykämierisiko,
> - vorbestehenden kardiovaskulären Erkrankungen und anderen Komorbiditäten.

Die intensivierte Insulintherapie (**ICT**, Intensified Conventional Therapy) versucht, die physiologische Insulinausschüttung von Gesunden nachzuahmen. Bei Menschen ohne Diabetes wird nach den Mahlzeiten, bedingt durch die Aufnahme der Glucose in den Blutkreislauf, Insulin aus der Bauchspeicheldrüse ausgeschüttet. Zwischen den Mahlzeiten wie auch beim Fasten sind die Insulinblutspiegel, in diesem Fall „basal- oder steady state" genannt, wesentlich geringer.

> **Intensivierte Insulintherapie (ICT)**
> Die ICT:
> - versucht die physiologische Insulinausschüttung nachzuahmen,
> - kann mithilfe von Insulinpen oder -pumpe durchgeführt werden,
> - gilt als Standardbehandlung des Diabetes mellitus Typ 1,
> - beinhaltet die Gabe von Basalinsulin (wird je nach Insulinart und Blutzuckerverlauf 1–3-mal am Tag gespritzt) und von Bolusinsulin (zu den Mahlzeiten bzw. bei zu hohen Blutzuckerwerten),
> - erfordert mehrmals tägliche Blutzuckermessungen,
> - erfordert eine intensive Schulung der Patienten und ihre aktive Beteiligung an der Insulintherapie.

Die Basis-Bolus-Therapie oder die MDI-Insulintherapie (MDI = Multiple Daily Injections) ist ein Teil der intensivierten Insulintherapie. Andere Komponenten der ICT sind die Selbstmessung der Glucose durch den Patienten (Self Monitoring of Blood Glucose, SMBG), regelmäßiges Bestimmen des HbA_{1c}-Werts (möglichst alle drei Monate) sowie eine kontinuierliche Anpassung der Insulindosis in Bezug auf Kohlenhydrataufnahme, körperliche Aktivität, ausgewogene Ernährung und eine intensive Schulung der Patienten im Umgang mit ihrer Krankheit.

Bei der ICT wird eine Kombination aus einem langwirksamen Basalinsulin und einem schnellwirksamen Bolusinsulin zu den Mahlzeiten eingesetzt. Die Vor- und Nachteile einer solchen Therapie werden in Tab. 1.1 gezeigt.

Die intensivierte Insulintherapie und die daraus resultierende HbA_{1c}-Senkung sind der konventionellen Insulintherapie (feste Kombination aus einem kurzwirksamen und einem langwirksamen Insulin) deutlich überlegen. Dies hat die DCCT-Studie (Diabetes Complication and Control Trial) eindrucksvoll bewiesen. Patienten, die eine intensivierte Insulintherapie verbunden mit einer guten Stoffwechseleinstellung anwenden, können akute und chronische Diabeteskomplikationen verzögern oder ganz vermeiden und haben eine vergleichbare Lebensqualität wie gesunde Menschen [11]. Das Risiko für eine Hypoglykämie ist jedoch dreifach höher, als bei einem Patienten der eine konventionelle Insulintherapie durchführt.

> **UPDATE**
> Bei der intensivierten Insulintherapie (ICT) wird ein langwirksames Basalinsulin mit einem schnellwirksamen Bolusinsulin zu den Mahlzeiten kombiniert, wodurch die physiologische Insulinausschüttung nachgeahmt werden soll. Der Patient profitiert durch eine gute Stoffwechseleinstellung und wird in seiner Eigenverantwortung gestärkt.

Die intensivierte Insulintherapie und eine frühe, möglichst enge Stoffwechselführung führen zu einer befriedigenden

Tab. 1.1 Vor- und Nachteile einer ICT

Nachteile	Vorteile
Häufiger Hypoglykämien, mindestens vier Blutglucose-Messungen täglich, häufigere Injektionen (Insulin zu jeder Mahlzeit), Eigenverantwortlichkeit (z. B. bei älteren Patienten, bedeutenden Komorbiditäten) genaue Blutglucose-Tagebuchführung, Adhärenz-Probleme aufgrund der Komplexität	Mehr Flexibilität, oft eine bessere Stoffwechselkontrolle und bessere Lebensqualität, aktive Einflussnahme des Patienten auf den Blutzucker, therapeutische Eigenverantwortlichkeit, Patienten-Empowerment

Tab. 1.2 Zielwerte der Blutglucose modifiziert nach DDG [6]

Zeitpunkt	Zielblutglucose mg/dl	Zielblutglucose mmol/l
Nüchtern/präprandial	90–120 mg/dl	5,0–6,7 mmol/l
Vor dem Schlafengehen	110–140 mg/dl	6,1–7,8 mmol/l
Postprandiale Orientierungswerte	130–160 mg/dl	7,2–8,9 mmol/l

Stoffwechseleinstellung. Mit einer engen Stoffwechselführung sind alle Maßnahmen, die zur Stoffwechselkontrolle beitragen, gemeint, z. B. Anpassung der Insulintherapie an Alltagsverhältnisse, Krankheiten, sportliche Aktivität oder Ernährung. Bereits am Anfang der Erkrankung (bzw. so früh wie möglich) sollten HbA_{1c}-Werte im Zielbereich und physiologische Blutzuckerwerte ohne hohe glykämische Variabilität (hohe Blutzuckerschwankungen) angestrebt werden. Eine gute Blutzuckerkontrolle von Anfang an zahlt sich jahrzehntelang aus. Das daraus resultierende „metabolische Gedächtnis" führt auch langfristig zu positiven Effekten und zu einer Reduktion des Risikos von Diabetes-Spätfolgen, wie die EDIC-Studie bewiesen hat [12].

Bei einer intensivierten Insulintherapie entfallen 50–60 % der gespritzten Tages-Insulinmenge auf das Basalinsulin, appliziert meistens 1–3-mal am Tag, die Restdosis wird in Form eines schnellwirksamen Insulins vor den Mahlzeiten als Bolus gespritzt.

Der **Tagesbedarf an Insulin** bei erwachsenen Patienten mit Typ-1-Diabetes beträgt in der Regel 0,5–1,0 IE/KG/Tag, aufgeteilt zu gleichen Teilen auf Basal- und Bolusinsulin. Es besteht aber eine große individuelle Bandbreite, wobei der Basalbedarf zwischen 25 % und 75 % des Gesamtbedarfs variieren kann.

Bei der ICT empfiehlt es sich, mindestens viermal pro Tag den Blutzucker zu messen, nämlich vor jeder Hauptmahlzeit und vor dem Schlafengehen. Je nach Stoffwechsellage ist oft eine häufigere **Blutzuckermessung** erforderlich, beispielsweise morgens nüchtern, vor den Mahlzeiten und unmittelbar nach Verabreichung des Insulins, zwei Stunden nach dem Essen, in Verbindung mit körperlicher Aktivität sowie während der Nacht [13]. Der Erfolg der Therapie hängt in vielen Fällen mit der disziplinierten Blutzuckerselbstkontrolle und einer regelmäßigen Auswertung der Werte durch den Arzt, Diabetesberater oder auch Apotheker im Rahmen einer Pharmazeutischen Betreuung zusammen. Durch eine detaillierte Blutglucose-Tagebuchführung und der Bewertung der Einträge zusammen mit dem diabetischen Team werden die Patienten motiviert (Empowerment), das Management ihrer Erkrankung selbst zu übernehmen (Tab. 1.2). Dadurch können Behandlungskonzepte besser bewertet und gegebenenfalls anpasst werden, um eine optimale Stoffwechselkontrolle zu erhalten.

Die Entscheidung, mit welchem Insulin die Therapie eines Typ-1-Diabetes am besten begonnen werden sollte, ist oft eine „Versuch-und-Irrtum-Methode" und wird individuell, abhängig vom Lebensstil und den Bedürfnissen des Patienten gewählt. Die derzeitige Evidenzlage empfiehlt, dass NPH-Insulin und ein kurzwirksames Humaninsulin als logische Starttherapie eingesetzt werden. Es kann aber auch mit Insulinanaloga gestartet werden, wenn individuelle Blutglucoseziele durch die besondere Pharmakokinetik verbessert werden können [6].

Basaltherapie

Das physiologische Basisinsulin deckt die Grundversorgung mit Insulin über 24 Stunden ab. Die durch Gluconeogenese freigesetzte Blutglucose, die unabhängig von der Nahrungsaufnahme ist, wird auf diese Weise reguliert. Die basale Insulinsekretion bei Gesunden macht circa 30–50 % des Tagesbedarfs aus [7]. Die **Basalinsulinsubstitution** ermöglicht es dem Patienten, den Blutzuckerspiegel im Fastenzustand konstant zu halten. Weiterhin erlaubt die Basalsubstitution, die Mahlzeiten zu verschieben oder sogar auch einmal ganz wegzulassen. Als Basalinsuline werden NPH-Verzögerungsinsuline (2–4-mal täglich) oder die langwirksamen Analoga Insulin glargin oder detemir (1–2-mal täglich) verwendet (Abb. 1.1).

> **UPDATE**
>
> Eine längere Wirkdauer und eine geringere Wirkspiegelvariabilität bei den langwirksamen Analoga führen zu einer im Tagesverlauf gleichmäßigeren Blutglucosesenkung und weisen weniger Insulinspitzen auf, als sie beispielsweise bei NPH-Insulin bekannt sind.

Die Insulinempfindlichkeit ist morgens, einige Stunden vor dem Frühstück, aufgrund des Anstiegs von Wachstumshormonen und des Cortisols während des Schlafs verringert. Diese Tatsache, zusammen mit dem Abklingen des Basalinsulineffekts von der vorherigen Nacht, resultiert häufig in einer Fastenhyperglykämie, dem sogenannten **Dawn-Phänomen**. Diesem kann man entgegenwirken, indem die abendliche Basalinsulinapplikation vor dem Zubettgehen Richtung 22 Uhr verschoben wird. Je nachdem, ob Insulin glargin (Lantus®, Abasaglar®) oder Insulin detemir (Levemir®) verwendet wird, erfolgt eine einmalige (abends) bzw. zweimalige Gabe (morgens und abends). NPH-Insulin muss dagegen meistens dreimal täglich appliziert werden. Die Gesamtmenge eines Basalinsulins beträgt in der Regel von 0,25–0,5 IE pro kg Körpergewicht. Die genaue Dosis muss dabei vom Arzt individuell ermittelt und eingestellt werden.

Ob die Dosis eines Basalinsulins adäquat ist, kann durch Messung der Nüchternblutglucose (Zielwert 90–120 mg/dl oder 5,0–6,7 mmol/l) oder durch Auslassen von Mahlzeiten überprüft werden. Dazu werden die ersten beiden Mahlzeiten am Tag ausgelassen, es wird nur das Basalinsulin wie üblich appliziert, mit einer leichten Aktivität. Stündlich wird der Blutzucker gemessen. Dabei darf sich der Blutzuckerwert nicht gravierend verändern. Bis zu 40 mg/dl Abweichung nach oben oder unten ist zu tolerieren, ansonsten muss die Basaldosis angepasst werden [14]. Das Ziel ist eine Konstanz der Blutglucose im Fastenzustand [7]. Besondere körperliche Belastungen (z. B. exzessiver Sport) verlangen eine Verringerung der Basalinsulindosis. Im Laufe der Insulintherapie kann ein Wechsel der Insulinarten notwendig sein. So kann beim Anstieg des Blutzuckers am frühen Morgen, ein Wechsel von z. B. einem NPH-Insulin auf ein Analogon wie Insulin glargin versucht werden. In diesem Fall empfiehlt sich eine anfängliche Reduktion der täglichen Basalinsulindosis um 20–30 %, um dem Risiko nächtlicher und frühmorgendlicher Hypoglykämien vorzubeugen.

Die Dosis des Basalinsulins muss vor allem bei Zu- oder Abnahme von Körpergewicht, verändertem körperlichem Training, schweren Begleiterkrankungen und während der Behandlung mit einem Cortison, sowohl bei akuter Entzündungsdosis (z. B. bei Allergien) als auch bei langfristiger systemischer Gabe, angepasst werden. Eine inhalative oder topische Corticoidtherapie bedarf dagegen keiner Insulindosisanpassung.

Bolus-Therapie

Die physiologischerweise während den Mahlzeiten abgegebene Insulinmenge beträgt in der Regel circa 40–60 % des Tagesinsulinbedarfs. Bei Diabetikern wird zu oder vor den Mahlzeiten die entsprechende Bolusinsulinmenge gespritzt, entweder das kurzwirksame Normalinsulin oder ein Analogon (z. B. Insulin lispro, aspart oder glulisin, ○ Abb. 1.1).

Die Insulinanaloga wirken deutlich schneller und haben eine kürzere Wirkdauer als Normalinsulin (○ Abb. 1.2). Hier entfällt der sonst beim Normalinsulin einzuhaltende Spritz-Ess-Abstand, da sie eine sehr rasche Wirkungsanflutung haben. Gezielt kann der Patient bei den Insulinanaloga jedoch trotzdem einen Spritz-Ess-Abstand einhalten, wenn er vor dem Essen sehr hohe Blutzuckerwerte gemessen haben sollte.

Der Bedarf des Bolusinsulins wird individuell ermittelt und gezielt für die unterschiedlichen Tageszeiten angepasst. Der Broteinheitenfaktor (BE-Faktor) ist ein Umrechnungsfaktor und gibt an, wie viel Insulin vor jeder Mahlzeit in Abhängigkeit von der geplant aufzunehmenden Menge an Kohlenhydraten zu unterschiedlichen Tageszeiten gespritzt werden muss, um 12 g Kohlenhydrate oder eine Broteinheit (BE) zu verwerten.

> **Definition**
> Der **BE/KE-Faktor** ist die Menge an Insulin, die je Mahlzeit bzw. Tageszeit gebraucht wird, um 1 BE/KE zu verwerten.

Bei der Anwendung von BE-Faktoren wird zunächst der Kohlenhydratgehalt der geplanten Mahlzeit aus Tabellen und ggf. mittels Abwiegen bestimmt. Die Menge an Kohlenhydraten in Broteinheiten (1 BE = 12 g Kohlenhydrate) wird mit dem pro BE erforderlichen Insulinbedarf multipliziert und ergibt die erforderliche Insulindosis. Der BE-Faktor ist tageszeitabhängig. So sind morgens aufgrund der Ausschüttung der Insulingegenspieler (Wachstumshormone, Cortison, Adrenalin, Glucagon) höhere Dosen an Insulin notwendig (Dawn-Phänomen) als mittags und abends. Die BE-Faktoren müssen individuell ermittelt werden.

Der BE-Faktor wird durch Ausprobieren verschiedener Insulinmengen für jeden individuellen Patienten und für jede Tageszeit gesondert ermittelt und variiert in der Regel von 0,5–4,0, sodass demzufolge pro BE 0,5–4,0 IE Insulin gespritzt werden müssen.

> **UPDATE**
> Heutzutage wird vermehrt der KE-Faktor (1 KE = 10 g Kohlenhydrate) verwendet, da sich mit diesem die Insulineinheiten einfacher berechnen lassen.

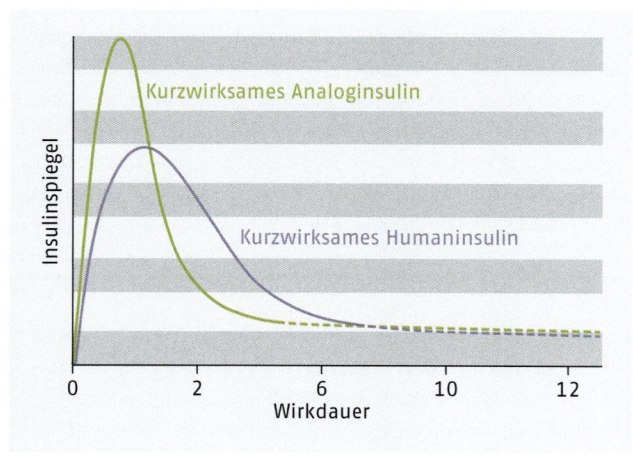

○ **Abb. 1.2** Wirkungseintritt und Wirkdauer eines Analogons und des kurzwirksamen Human(Normal-)insulins im Vergleich

PRAXISBEISPIEL

Typische BE-Faktoren sind:
- morgens: 2 IE/BE,
- mittags: 1 IE/BE,
- abends: 1,5 IE/BE.

Für ein Frühstück mit 4 BE (z. B. 1 Brötchen mit zwei Scheiben Schnittkäse, 1 Ei, schwarzer Kaffee und 1 mittelgroßer Apfel – circa 45 g Kohlenhydrate insgesamt) und dem BE-Faktor 2 benötigt man eine Insulindosis von: 4 BE × 2 = 8 IE.

Berechnung der Korrekturdosis

Die Korrekturdosis wird nach der folgenden Formel errechnet:

$$\text{Korrekturinsulin} = \frac{\text{aktueller BZ} - \text{Zielwert BZ}}{\text{Korrekturzahl}}$$

Berechnung des Bolus oder der Dosis des kurzwirksamen Insulins

BE-Menge × BE-Faktor + ggf. Korrekturinsulin

Die Patienten sollten nicht nur ihre individuellen tageszeitabhängigen BE-Faktoren, sondern auch ihre Korrekturzahl kennen. Die Korrekturzahl gibt an, um wie viel mg/dl oder mmol/l eine Insulineinheit (1 IE) den Blutzucker senkt. Die Korrekturzahl liegt in der Regel zwischen 30 und 50, d. h. als ungefähre Größe zur Korrektur gilt: 1 IE Insulin senkt den Blutzuckerspiegel dementsprechend um 30–50 mg/dl. Bei Kindern ist dieser Wert deutlich höher, oft um die 100 mg/dl. Umgekehrt erhöht eine Broteinheit (BE) den Blutzucker um etwa 40 mg/dl. Individuell ist auch die Korrekturzahl nur durch Austesten zu bestimmen. Abhängig von der Tageszeit kann auch die Korrekturzahl variieren. Die Korrekturzahl für Insulinanaloga kann bei Erwachsenen nach der folgenden Formel berechnet werden [22]:

$$\text{Korrekturzahl in mg/dl} = \frac{1800}{\text{Tagesinsulinbedarf}}$$

Definition

Die **Korrekturzahl** zeigt, um wie viel mg/dl oder mmol/l 1 IE Insulin den Blutzucker senkt.

Blutzuckerkorrektur

Bei Gesunden sind die maximalen Blutzuckerwerte circa eine Stunde nach dem Beginn einer Mahlzeit erreicht. Sie steigen nur selten über 140 mg/dl und fallen innerhalb von 2–3 Stunden auf einen Normwert von 100 mg/dl zurück (Tab. 1.2).

Es empfiehlt sich eine „normnahe Blutzuckereinstellung" (Tab. 1.2), allerdings ist das in der Praxis nicht immer zu erreichen, sodass individuelle Ziele mit dem Arzt vereinbart werden sollten.

Wenn die Blutzuckerwerte vor der Mahlzeit deutlich erhöht sind, so muss eine Korrekturdosis Insulin gegeben werden, um den individuellen Zielbereich zu erreichen (idealerweise von 90–120 mg/dl). Abweichungen vom idealen Zielbereich nach oben und nach unten sind individuell festzulegen. Jeder Patient mit Typ-1-Diabetes sollte seinen BE-Faktor und die Korrekturzahl kennen.

Hierzu ist anzumerken, dass diese Formel nur bedingt korrekt ist. Die passende, individuelle und richtige Insulindosis wird vielmehr durch eine positive Erfahrung mit einer „Versuch- und Irrtum-Insulintherapie" in Kombination mit dem spezifischen, festgelegten Insulinbedarf ermittelt.

PRAXISBEISPIEL

Korrekturdosisberechnung

Ein Patient hat vor dem Frühstück einen BZ von 250 mg/dl, einen Zielwert von 100 mg/dl, eine Korrekturzahl von 30 mg/dl und einen BE-Faktor von 2. Für sein Frühstück hat er 3 BE berechnet, die er verzehren möchte.

Berechnung

250 (BZ aktuell) − 100 mg/dl (Zielwert BZ) = 150 mg/dl gewünschte BZ Senkung,

$\frac{150}{30}$ = 5 IE sind notwendig

Ergebnis: Um den Zielwert von 100 mg/dl zu erreichen, müssen 5 IE Korrekturinsulin gespritzt werden. Zudem ist für das Frühstück eine Menge von 6 IE Insulin (2 BE Faktor × 3 BE Menge Frühstück) notwendig – insgesamt muss der Patient also 11 IE Insulin spritzen.

Wenn die Blutzuckerwerte vor den Mahlzeiten unterhalb der individuellen Zielwerte liegen, so muss zusätzlich gegessen (um mehr BE aufzunehmen) oder weniger Insulin gespritzt werden. Ebenso gilt: Liegt der Blutzuckerwert vor dem Schlafengehen unter 100 mg/dl, so müssen zusätzliche BE aufgenommen werden, um nächtliche Hypoglykämien zu vermeiden.

Die Korrektur der prandialen Bolusdosen soll erst am Ende der Insulinwirkung, d. h. bei Normalinsulin circa 4–5 Stunden und bei schnellwirksamen Insulinanaloga etwa 3–4 Stunden nach der Injektion erfolgen. Eine Anpassung der Insulindosen nach frühzeitig erfolgter Blutglucosekontrolle oder eine zweite frühe Insulininjektion zur Korrektur dieser Werte birgt ein sehr hohes Risiko für eine potenzielle schwere Hypoglykämie (Tab. 1.3).

■ Tab. 1.3 Empfohlenes minimales Zeitintervall zwischen zwei Blutzuckerkorrekturen

Insulinart	Intervall
Normalinsulin	4–5 Stunden
Kurzwirksame Analoga	3–4 Stunden

Praxistipp
Die **Richtigkeit** der gespritzten Menge an Bolusinsulin wird am **Ende der Wirkdauer** beurteilt. Wie kann man überprüfen, ob die gespritzte Menge an Bolusinsulin passend war? Es gibt drei Möglichkeiten:
1. Ist der gemessene BZ-Wert am Ende der Wirkdauer des Insulins in dem spezifisch definierten Zielbereich, dann wurde die richtige Insulinmenge gespritzt.
2. Ist der BZ-Wert zu hoch, dann wurde zu wenig Insulin gespritzt.
3. Ist der BZ-Wert zu niedrig oder kam es zu einer Hypoglykämie, dann war die Insulinmenge zu hoch.

→ UPDATE
Der Injektionsort hat einen Einfluss auf die Resorptionsgeschwindigkeit des Insulins und sollte bei der Therapie beachtet werden.

Es ist zu berücksichtigen, dass der empfohlene, regelmäßige Wechsel der **Injektionsstellen** verschiedene Resorptionsgeschwindigkeiten des Insulins zur Folge hat. So sollte bei der Therapie beachtet werden, dass eine subkutane Injektion in den Bauch eine rasche Resorption bedeutet. Injektionen in den Oberschenkel bzw. ins Gesäß haben eine langsamere Resorption zur Folge. Normalerweise wird kurzwirksames Insulin in die Bauchdecke gespritzt und langwirksames in den Oberschenkel. Eine beschleunigte Insulinresorption kann darüber hinaus nach Wärme (heißes Bad, Sauna, Umschläge), Massage, Sport oder durch die Wahl der intramuskulären Injektion (Unterarmmuskulatur) erzielt werden [7].

Insulinpumpen

Die Insulinpumpentherapie (auch **CSII** Continuous Subcutaneous Insulin Infusion genannt) kann man als Alternative zur intensivierten konventionellen Insulintherapie mit Pen oder Spritze anwenden. Sie bietet mehr Flexibilität und oft eine bessere Blutzuckereinstellung, allerdings ist die Handhabung nicht ganz einfach. Die technische Handhabung der Insulinpumpen ist wesentlich komplizierter als die bei der ICT, sodass die Patienten meist von spezialisierten Zentren mit diabetologischem Schwerpunkt eingestellt und geführt werden. Insbesondere bei Kindern und Jugendlichen hat sich die Insulinpumpentherapie bewährt. Nach Schätzungen von diabetesDE und der Deutschen Diabeteshilfe sind es etwa 40 000 Menschen mit Typ-1-Diabetes, die mit einer Insulinpumpe behandelt werden, darunter mehr als 5000 Kinder und Jugendliche.

Eine Insulinpumpe wird üblicherweise außen am Körper getragen, in der Regel am Gürtel, an der Hose oder in der Hosentasche (● Abb. 1.3). Sie wird über ein Infusionsset beispielsweise am Bauch befestigt, alle 2–3 Tage wird das Set mit der Nadel gewechselt. Daneben gibt es auch implantierte Pumpen, die aber wenigen Patienten vorbehalten sind – weltweit werden sie bei circa 400 Patienten angewandt.

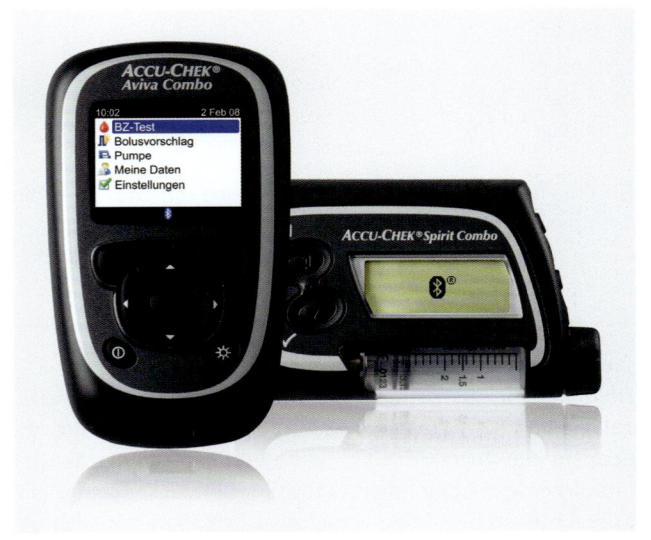

● Abb. 1.3 Insulinpumpe Accu-Chek® Aviva Combo mit Accu-Chek® Spirit Combo zur Blutzuckermessung und Insulinpumpensteuerung

→ UPDATE
Mithilfe einer Insulinpumpe wird ein schnellwirksames Insulin über eine Kanüle kontinuierlich über eine langsame Basalrate 24 Stunden pro Tag verabreicht und deckt damit den täglichen Grundbedarf an Insulin. Den genauen individuellen basalen Bedarf ermittelt der Arzt gemeinsam mit dem Patienten.

Eine typische Strategie für den Beginn einer Pumpentherapie wäre, dass man die Gesamttagesdosis des Insulins des Patienten um 20 % reduziert und davon circa 30–50 % als Basalinsulin nimmt und die andere Hälfte als Bolus, aufgeteilt auf die jeweiligen Mahlzeiten in Abhängigkeit von der BE-Aufnahme und der Tageszeit. Zusätzlich werden die Patienten geschult, die Kohlenhydrate in ihrer Mahlzeit zu bestimmen; generell gibt man eine Einheit Insulin für jede 10-g-Portion Kohlenhydrate. Höhere Dosen können bei Patienten notwendig sein, die eine Insulinresistenz aufweisen (z. B. bei Adoleszenten, Schwangeren, Adipösen). Dann können Dosen von 1,25 IE/10 g Kohlenhydrate erforderlich werden. Im Gegensatz dazu kann bei kleineren Kindern, die in der Regel eine höhere Insulinempfindlichkeit aufweisen, mit Dosen von 0,5 IE/10 g Kohlenhydrate begonnen werden.

Um den Basalbedarf zu decken, gibt die Insulinpumpe über den ganzen Tag verteilt kleine Insulinmengen ab. Als Hilfe zur einfacheren **Basalratenermittlung** gibt es den sogenannten Basalratenschieber (Firma Roche), der je nach Gewicht und Alter bei Kindern, und nach Insulinbedarf bei Erwachsenen, eine Basalrate vorgibt. Die Basalrate kann anhand von einem Basalratentest, indem man Auslassversuche der einzelnen Mahlzeiten (sogenannte Hungerphasen) unternimmt, getestet werden. Der basale Bedarf kann stündlich, bei neueren Geräten auch halbstündlich mit unterschiedlichen Insulinmengen programmiert werden. So kann die basale Insulinabgabe besser und sehr genau auf den physiologischen, circadianen Bedarf abgestimmt werden (z. B. bei regelmäßigem Sport, an Wochenenden, bei Schichtarbeit oder Fernreisen).

Gegenüber der ICT ist insbesondere die genauere Einstellung der Basalraten bei Patienten mit schweren Hypoglykämien, einer Hypoglykämiewahrnehmungsstörung oder häufigem Dawn-Phänomen (frühmorgendlichen Blutzuckeranstieg) hilfreich.

Zu den Mahlzeiten werden vom Patienten selbst weitere Insulin-Bolusdosen gegeben. Dazu muss der Patient regelmäßig vor den Mahlzeiten (4–7-mal am Tag) seinen Blutzucker messen und die Kohlenhydratmenge des Essens abschätzen können. Der Bolusrechner in der Pumpe berechnet, bezogen auf den aktuellen Blutglucosewert, den Zielwert, die tagesabhängige Insulinempfindlichkeit und den aktiven Wert (des noch vorhandenen Insulins), die notwendige Insulindosis. Die Korrekturdosis kann ebenfalls von der Insulinpumpe vorgeschlagen werden, sobald der Patient die persönliche Programmierung eingestellt und den gemessenen Blutzucker eingegeben hat.

> **UPDATE**
>
> Der basale Bedarf kann mithilfe der Insulinpumpe stündlich teilweise auch halbstündlich programmiert werden. Der Patient gibt zu den Mahlzeiten weitere Insulin-Bolusdosen jeweils in Abhängigkeit vom Blutglucosewert und der aufgenommenen Mahlzeit.

Entgegen der häufigen Vorstellung ist die Insulinpumpe immer noch kein künstlicher Pankreas, der automatisch Insulin bedarfsgerecht, bezogen auf den Blutzucker, abgibt. Nach wie vor ist eine Beherrschung der Grundlagen der Intensivierten Insulintherapie, eine Selbstmessung der Glucose und sorgfältige Dokumentation der Werte für Pumpenbenutzer unerlässlich. Dies ist auch deshalb wichtig, weil die Patienten beim Ausfall der Insulinpumpe auch mit Pen oder Spritze umgehen können müssen.

Die Entwicklung des „Closed-Loop-Systems", bei dem eine Pumpe über einen Sensor die Blutglucose misst und gleichzeitig eigenständig das erforderliche Insulin abgibt, wird noch einige Jahre dauern. Dem Ziel nähergekommen ist man aber inzwischen mit einer **kontinuierlichen Blutglucosemessung** (CGM = Continuous Glucose Monitoring). Solch ein CGM-Sensor kann in das Unterhautfettgewebe eingeführt werden. Der dann kontinuierlich gemessene Glucosewert wird an einen Transmitter und letztendlich an die Pumpe weiterleitet (z. B. MiniMed-Veo® System). Dieses System reduziert die Hypoglykämierate deutlich und kann die Pumpe bei drohender Hypoglykämie abschalten. Aber auch dieses System vermag erfahrungsgemäß nicht immer eine schwere Hypoglykämie zu verhindern.

Andere häufig gebräuchliche Pumpen (Tab. 1.4) sind, auch ohne kontinuierliche Blutglucosemessung, aufwendig programmiert und mit Alarmfunktionen ausgestattet, sodass bei Insulinabgabestörungen (z. B. bei verstopftem Katheter) ein Warnton abgegeben wird.

Tab. 1.4 Gebräuchliche Insulinpumpen in Deutschland

Insulinpumpe	Pumpenhersteller
Accu-Chek® Insight, Accu-Chek® Combo	Roche Diagnostics GmbH
MiniMed® 640G System, MiniMed® Paradigm Veo 554, MiniMed® Paradigm Veo 754	Medtronic GmbH
Animas® IR 2020, Animas® Vibe	Med Trust GmbH
DANA Diabecare® IISG, DANA Diabecare® R	IME-DC GmbH
OmniPod® mylife[1]	Ypsomed GmbH

[1] Insulin-Patch-Pumpe

> **UPDATE**
>
> Insulinpumpen besitzen ein befüllbares Reservoir oder werden als Insulin-Patch-Pumpe auf die Haut geklebt und nach drei Tagen ausgewechselt.

Alle Pumpenmodelle sind mit Alarmfunktionen ausgestattet, z. B. ertönt ein Signal bei einem sich leerenden Insulinreservoir, schwachen Batterien oder einer Katheterverstopfung. Die Programmierung kann bei Pumpen individuell erfolgen, indem mehrere Basalraten je nach Insulinbedarf eingegeben werden. So kann die Basalrate entsprechend prozentual gesenkt (z. B. beim Sport) oder erhöht werden (z. B. bei Krankheiten). Auch die Länge eines Mahlzeitenbolus ist individuell programmierbar, beispielsweise bei Mahlzeiten mit einem besonders hohen Anteil an Ballaststoffen, Fett und Eiweiß (z. B. Pizza, Lasagne, Hülsenfrüchte). Hier erfolgt die Aufnahme der Kohlenhydrate ins Blut verzögert, was zu einem verzögerten Anstieg des Blutzuckers führt. Entsprechend wird ein verzögerter bzw. verlängerter Bolus (Multiwave, Dualwave oder Combo-Bolus) gegeben.

Alle Pumpen zeigen das noch nicht verbrauchte Insulin im Körper an (aktives Insulin), was dabei hilft, Überkorrekturen und damit Hypoglykämien zu vermeiden.

Zum Einsatz kommen meist kurzwirksame Insulinanaloga (Insulin lispro, aspart oder glulisin) oder Humaninsulin. Die Pumpen werden meist mit dem konzentrierten U-100-Insulin (100 IE/ml) versorgt. Das Insulin wird über ein Kathetersystem über eine Kanüle in das Unterhautfettgewebe (Subkutis) abgegeben. Der Katheter wird mittels Luer-Lock-System oder firmeneigenem Kathetersystem mit der Pumpe verbunden. Die Katheter sind überwiegend abkoppelbar, d. h. die Pumpe kann zum Duschen oder beim Sport (bis zu zwei Stunden) abgelegt werden.

> **UPDATE**
>
> Alle Pumpen zeigen das noch nicht verbrauchte Insulin im Körper an. Verwendet werden U-100-Kurzzeitinsuline (Insulinanaloga) oder Humaninsulin.

Die **Vorteile einer Insulinpumpentherapie** sind, dass gegenüber der ICT eine stabilere Stoffwechseleinstellung und eine Reduktion des HbA_{1c}-Werts zwischen 0,3–0,6 % erreicht werden kann [15–17]. Des Weiteren hilft die Insulinpumpe, schwere Unterzuckerungen zu vermeiden, insbesondere während der Nacht [15]. Bei zu hohen Blutzuckerspitzen am Morgen bewirkt die Insulinpumpentherapie eine Verbesserung der Stoffwechseleinstellung. Aufgrund der gleichmäßigen Abgabe von Insulin haben die Patienten einen geringeren Gesamtbedarf im Vergleich zur ICT. Insgesamt schätzen die Patienten die größere Flexibilität und Freiheit im Alltag, besonders bei den Mahlzeiten.

Allerdings gibt es auch wichtige **Sicherheitsaspekte**, die bei der Anwendung von Insulinpumpen eine große Rolle spielen. Wenn der Insulinzufluss durch die Insulinpumpe unterbrochen wird, weil kein Insulindepot vorhanden ist (z. B. Katheter verstopft, Auslaufen von Insulin), kann sich sehr schnell eine ausgeprägte Hyperglykämie mit diabetischer Ketoazidose (DKA) entwickeln, die lebensbedrohlich sein kann. Bei zu hohen Blutglucosewerten und zur Vorbeugung von DKA sollten die Patienten nur einmal versuchen, den Blutzucker mithilfe der Pumpe zu korrigieren. Wenn der Blutzucker nicht deutlich absinkt, muss mit einem Pen korrigiert und das Kathetersystem vollständig ausgewechselt werden [18]. Daher sollte die Pumpentherapie nur in spezialisierten Zentren begonnen und von Fachpersonal begleitet werden; die Schulung des Patienten ist dabei unerlässlich.

Indikationen und Kontraindikationen der Insulinpumpentherapie

Eine Insulinpumpentherapie ist keine Wahlleistung. Bei gesetzlich versicherten Patienten und bei Privatpatienten ist vorab eine Genehmigung der Krankenkasse erforderlich.

Die Krankenkassen beurteilen zusammen mit dem Medizinischen Dienst der Krankenversicherung (MDK), ob eine Insulinpumpe als Therapie notwendig ist oder nicht.

Folgende medizinische Indikationen werden vom MDK sowie den Krankenkassen anerkannt [19]:
- kleine Kinder, insbesondere Neugeborene,
- eine stabile normoglykämische Blutzuckereinstellung kann trotz der intensivierten konventionellen Insulintherapie (ICT) mit mehreren Insulininjektionen täglich nicht erreicht werden (z. B. bei hoher Stoffwechsellabilität oder unregelmäßigem Lebensrhythmus, häufig wechselndem Tag-Nacht-Rhythmus, Schichtarbeit, Neigung zu schweren, insbesondere nächtlichen Hypoglykämien),
- Kinder mit Nadelphobie,
- es besteht ein deutlich erhöhter Insulinbedarf in den Morgenstunden (z. B. ausgeprägtes Dawn-Phänomen),
- beginnende mikro- und makrovaskuläre Erkrankungen,
- Leistungssportler,
- schwangere Jugendliche (idealerweise präkonzeptionell),
- geringer Insulinbedarf.

Es gibt allerdings auch Kontraindikationen. In einigen wenigen Fällen ist der Patient nicht für die Verwendung einer Insulinpumpe geeignet. Dies ist der Fall, wenn eine der oben genannten Indikationen nicht vorliegt oder eine schwere psychische Störung oder eine Sucht die Stoffwechselführung unmöglich macht. Der MDK sieht auch mangelnde Motivation und Zuverlässigkeit als Kontraindikation.

Pharmazeutische Betreuung

PRAXISBEISPIEL

Der 20-jährige männliche Patient R. K., 70 kg schwer, wird mit Erbrechen und Bauchschmerzen in die Notaufnahme eingeliefert. Er litt seit zwei Wochen an vermehrtem Wasserlassen und erhöhtem Durstgefühl, begleitet von einem Gewichtsverlust von 10 kg und verschwommenem Sehen. Die Auswertung der Labordaten im Krankenhaus ergab, dass der anfängliche Blutzuckerspiegel des Patienten 1192 mg/dl betrug. Anhand der Laborbefunde und der Symptompräsentation wurde die Diagnose diabetische Ketoazidose gestellt.
Der Patient wurde erfolgreich auf DKA behandelt und nach drei Tagen mit einer Neudiagnose des Diabetes mellitus Typ 1 aus dem Krankenhaus entlassen.
Im Krankenhaus wurde eine Insulintherapie mit Insulin detemir (Levemir®) als Basalinsulin und Insulin lispro (Humalog®) als Bolus-/Mahlzeiteninsulin eingeführt.

Eine **diabetische Ketoazidose** ist immer eine lebensgefährlich medizinische Notsituation und kann unbehandelt zu Thrombosen, Hirnödem, akutem Nierenversagen und akutem Lungenversagen führen.

Die diabetische Ketoazidose soll nach folgenden Therapieprinzipien behandelt werden [7]:
- Kreislaufstabilisierung mit initialer Volumengabe von 1–1,5 l in der ersten Stunde mit isotoner Lösung (0,9 % NaCl),
- dann langsamer Flüssigkeits- und Elektrolytausgleich,
- Substitution von Kalium bereits im Normbereich in Abhängigkeit vom Schweregrad der Ketoazidose,

- langsame Normalisierung der Blutglucose durch „Niedrig-Dosis-Insulin"
- Ausgleich von Azidose und Ketose (Gabe von Bicarbonat nur bei pH-Wert < 7,0 und dann bis zu einer Korrektur auf pH = 7,0),
- Vermeidung von Therapiekomplikationen (Hypokaliämie, Hirnödem),
- Diagnose und Therapie auslösender Faktoren.

> **Wie beginnt man eine Insulintherapie?**
> Ein Patient mit 70 kg hat einen Gesamtinsulinbedarf von 0,5–1,0 IE/kg Körpergewicht/Tag, also insgesamt 35–70 IE/Tag. Es wurde hier mit 0,5 IE am Tag begonnen. Den Basalbedarf eines Patienten kann man mit 40–60 % des Gesamtbedarfs bestimmen. In diesem Fall sind es 50 %; d.h. der Patient R. K. bekommt 18 IE Insulin detemir, aufgeteilt in zwei Drittel (12 IE) morgens und ein Drittel (6 IE) abends (○ Abb. 1.4). Das prandiale Insulin beträgt 50 % des Gesamttagesbedarfs, wobei die größte Insulindosis von fast 44 % in diesem Fall morgens gegeben wird, 22 % mittags und 33 % abends, bezogen auf den unterschiedlichen Insulinbedarf am Tag und auf den Verzehr von Kohlenhydraten.

Nach erfolgreicher Einstellung der Insulintherapie kommt der Patient R. K. im Rahmen der Pharmazeutischen Betreuung in seine Stammapotheke und bringt sein Blutglucose-Tagebuch mit (○ Abb. 1.4).

Der Patient R. K. hatte an zwei aufeinander folgenden Tagen jeweils morgens um 10 Uhr eine **Hypoglykämie**.

Fragen, die Apotheker im Rahmen der Pharmazeutischen Betreuung stellen sollten, sind folgende:
- Was könnte die Ursache sein?
- Waren Sie mehr als sonst körperlich aktiv?
- Vielleicht haben Sie weniger als 4 BE zum Frühstück zu sich genommen?
- Haben Sie zu viel Insulin gespritzt?

Wenn der Grund für die Hypoglykämie geklärt ist, sollte die Ursache am nächsten Morgen vermieden werden (zu wenig BE aufgenommen, zu viel Sport usw.).

Ist keine Erklärung zu finden, kann versucht werden, die Dosis des schnellwirksamen Insulinanalogons, das am Morgen vor dem Frühstück gespritzt wird, um 20 % zu verringern; das wären zwei Einheiten Insulin weniger. Herr R. K. würde also nur noch 6 IE Insulin lispro spritzen. Alternativ kann versuchsweise der KE/BE-Faktor von 2 IE/BE auf 1,5 IE/BE am Morgen reduziert werden.

Der Vorschlag der Insulindosisverringerung sollte mit dem zuständigen Diabetologen oder dem verordnenden Arzt abgesprochen werden und die pharmazeutische Intervention dokumentiert werden. In diesem Fall sollte auch das Basalinsulin im Auge behalten werden, da von Herrn R. K. abends deutlich weniger Insulin detemir gespritzt wird als morgens (○ Abb. 1.4). Das kann zu einem Anstieg des Blutzuckers nachts und am frühen Morgen führen. Der Patient sollte deshalb den Blutzucker zwischen 2 und 4 Uhr nachts wiederholt messen und dokumentieren.

Die nächsten Besuche in der Apotheke sollten täglich stattfinden, bis das kurzfristige Ziel – keine Hypoglykämie – erreicht ist. Dazu sollte der Patient ein detailliertes Blutglucose-Tagebuch führen.

Datum: 15.10.15 — Arbeitstag ☒ Urlaubstag ☐ — Mo ☐ Di ☐ Mi ☐ Do ☒ Fr ☐ Sa ☐ So ☐

Uhrzeit	8:00	10:00	13:00	17:30	22:00			
BZ	154	48	162	113	145			
KE/BE	4	+2	4	4				
KE/BE-Faktor	2		1	1,5	1,5			
Bolus	8		4	6				18
Basis	12				6			18
Blutdruck:	Anmerkungen: 10:00 Hypo + 2 KE/BE							

Datum: 16.10.15 — Arbeitstag ☒ Urlaubstag ☐ — Mo ☐ Di ☐ Mi ☐ Do ☐ Fr ☒ Sa ☐ So ☐

Uhrzeit	7:55	10:00	12:45	18:00	22:00			
BZ	117	46	162	92	126			
KE/BE	4	+1	5	4				
KE/BE-Faktor	2		1	1,5				
Bolus	8		5	6				19
Basis	12				6			18
Blutdruck:	Anmerkungen: 10:00 Hypo + 2 KE/BE							

○ **Abb. 1.4** Hypoglykämie morgens zwei Stunden nach dem Frühstück

Im Rahmen der Pharmazeutischen Betreuung sollten die Ziele der Betreuung (siehe Kasten) mit dem Patienten und dem diabetischen Team vereinbart werden [20].

> **Ziele der Pharmazeutischen Betreuung**
>
> **Kurzfristige Ziele**
> - Erreichen und Erhalten der optimalen Blutzuckerkontrolle,
> - mehr als 50 % der Blutzuckerwerte sollen im Zielbereich sein,
> - HbA_{1c} < 7,5 % oder 58 mmol/mol (Ausnahmen s. Kasten HbA_{1c}-Zielbereich),
> - keine schweren oder nächtlichen Hypoglykämien,
> - Management der Symptome Polydipsie (vermehrter Durst), Polyphagie (Heißhunger) und Polyurie (erhöhte Urinausscheidung)
> - keine Ketone im Urin oder Blut; negativer Ketonbefund,
> - optimale Kontrolle der Begleiterkrankungen wie Bluthochdruck und Fettstoffwechselstörungen.
>
> **Langfristige Ziele**
> - Reduktion des Risikos für mikrovaskuläre (Retinopathie, Neuropathie, Nephropathie) und makrovaskuläre Komplikationen (koronare Herzkrankheit, Schlaganfall).
> - Reduktion der Mortalität.

Die Pharmazeutischen Betreuungsvisiten beinhalten eine Überwachung der Wirksamkeit und Sicherheit der Insulintherapie. Dazu ist eine kontinuierliche Dokumentation der Insulintherapie und aller eingesetzten Medikamente sowie regelmäßige Beratung und Schulung der Patienten erforderlich. Das Ziel ist die Vermeidung oder frühzeitige Entdeckung und Lösung von arzneimittelbezogenen Problemen und damit die Erhöhung der Arzneimittelsicherheit sowie die Verbesserung der Therapie, der Lebensqualität und der Gesundheit der Patienten [20].

> **→ UPDATE**
>
> Die Pharmazeutische Betreuung umfasst eine kontinuierliche Dokumentation der Insulintherapie und aller Arzneimittel sowie eine regelmäßige Beratung und Schulung des Patienten. Der Patient führt hierzu ein detailliertes Blutglucose-Tagebuch.

So sollte der Patient **täglich** während der Diagnose und bei Beginn der Insulintherapie vom in der Klinik tätigen Apotheker begleitet werden. Insbesondere sollte dabei beachtet werden, wie die Diagnose des Typ-1-Diabetes vom Patienten akzeptiert wird, wie die Insulintherapie vertragen wird und wie die Blutglucosewerte sind, bis die erste Stoffwechseleinstellung erreicht ist.

Im Idealfall kommt der Patient bei einer Änderung der Insulintherapie mindestens einmal im Monat zum Pharmazeutischen Betreuungsgespräch in die Apotheke. Im Rahmen der Pharmazeutischen Betreuung wird seine Übersicht der Blutzuckerwerte (z. B. Blutglucose-Tagebuch, Download der Werte des Blutzuckermessgeräts) besprochen. Der Patient wird über die Insulintherapie informiert und bezüglich Ernährung, regelmäßiger Blutzuckerselbstkontrollen und richtiger Injektionstechnik geschult. Außerdem kann sein persönlicher, individueller Betreuungsplan vom Apotheker erstellt und besprochen werden.

Benötigt werden zusätzliche klinische Daten wie: Gewicht und Größe (für den BMI), Änderungen des Lebensstils, der Insulindosis und der Ernährung, Veränderungen in der sportlichen Aktivität, Häufigkeit der Blutzuckerselbstkontrolle, Häufigkeit der Hypoglykämien, Blutdruckkontrolle, neue oder aktualisierte Labordaten und ein Ernährungstagebuch seit dem letzten Besuch.

Alle drei Monate sollte der HbA_{1c}-Wert bestimmt werden (außer bei Patienten mit einer guten Stoffwechseleinstellung – dann mindestens zweimal im Jahr). Der Patient sollte über Vorsorgeuntersuchungen informiert werden und diese in der Regel einmal im Jahr durchführen lassen (z. B. augenärztliche Kontrolle, Neuropathie- und Nephropathie-Screening).

Als **Monitoring-Parameter** für die Insulintherapie sollten regelmäßig Uringlucose, Serumglucose und Elektrolyte überprüft werden, insbesondere ist auf eine Hypokaliämie zu achten. Auch **Wechselwirkungen** von Insulin mit anderen Arzneimitteln sollen überprüft werden, beispielsweise können Betablocker und Hypnotika die Wahrnehmung einer Hypoglykämie deutlich reduzieren.

Literatur

[1] Burge MR, Schade DS. Insulins. Endocrinol Metab Clin North Am, 26: 575–598, 1997

[2] Barlocco D. Insulin glulisine. Aventis Pharma. Curr Opin Investig Drugs, 4: 1240–1244, 2003

[3] Danne T, Aman J, Schober E et al. A comparison of postprandial and preprandial administration of insulin aspart in children and adolescents with type 1 diabetes. Diabetes Care, 26: 2359–2364, 2003

[4] BD. Rotationsschablone. Einfach die richtige Injektionsstelle finden. www.bd.com/de/diabetes/page aspx?cat=19102&id=64263 (Zugriff 14.12.2015)

[5] The ORIGIN Trial Investigators. Basal Insulin and Cardiovascular and Other Outcomes in Dysglycemia. N Engl J Med, 367: 319–328, 2012

[6] A Trial Comparing Cardiovascular Safety of Insulin Degludec Versus Insulin Glargine in Subjects With Type 2 Diabetes at High Risk of Cardiovascular Events (DEVOTE). https://clinicaltrials.gov/ct2/show/NCT01959529 (Zugriff 18.11.2015)

[7] Matthaei S, Kellerer M. DDG S3-Leitlinie Therapie des Typ-1-Diabetes – Version 1.0, September/2011. www.deutsche-diabetes-gesellschaft.de/fileadmin/Redakteur/Leitlinien/Evidenzbasierte_Leitlinien/AktualisierungTherapieTyp1Diabetes_1_20120319_TL.pdf (Zugriff 23.09.2015)

[8] Institut für Qualität und Wirtschaftlichkeit im Gesundheitswesen (IQWiG). Langwirksame Insulinanaloga zur Behandlung des Diabetes mellitus Typ 1. Abschlussbericht. Stand 18. Februar 2010. www.iqwig.de/download/A05–01_Abschlussbe

richt_Langwirksame_Insulinanaloga_bei_Diabetes_mellitus_Typ_1.pdf (Zugriff 23.09.2015)

[9] Institut für Qualität und Wirtschaftlichkeit im Gesundheitswesen (IQWiG). Kurzwirksame Insulinanaloga zur Behandlung des Diabetes Mellitus Typ 1. Abschlussbericht. Stand 30. März 2007. www.iqwig.de/download/A05–02_Abschlussbericht_Kurzwirksame_Insulinanaloga_bei_Diabetes_mellitus_Typ_1.pdf (Zugriff 23.09.2015)

[10] Garg S, Hideaki J, Dreyer M et al. Greater HbA1c Reduction with Basal Insulin Peglispro (BIL) v Insulin Glargine (GL) in an Open-label, Randomized Study in T1D Patients 9 (pts): IMAGINE 1. Abstract 95-OR. Presented at 75th American Diabetes Association (ADA) Scientific Sessions, Boston MA 2015

[11] Diabetes Control and Complications Trial Research Group. The effect of intensive treatment of diabetes on the development and progression of long-term complications in insulin-dependent diabetes mellitus. N Engl J Med, 329 (14): 977–986, 1993

[12] DCCT/EDIC 30 years later: Positive effects of intensive therapy confirmed in type 1 diabetes. Pressemeldung vom 22. Juni 2013. www.healio.com (Zugriff 18.11.2015)

[13] Rewers M, Pihoker C, Donaghue K, Hanas R, Swift P, Klingensmith GJ. Assessment and monitoring of glycemic control in children and adolescents with diabetes. Pediatric Diabetes, 10 Suppl, 12: 71–81, 2009

[14] Rose O, Friedland K (Hrsg). Angewandte Pharmakotherapie. 1. Aufl., Deutscher Apotheker Verlag, Stuttgart 2015

[15] Pickup JC, Sutton AJ. Severe hypoglycaemia and glycaemic control in Type 1 diabetes: meta-analysis of multiple daily insulin injections compared with continuous subcutaneous insulin infusion. Diabet Med 25 (7): 765–774, 2008

[16] Misso ML, Egberts KJ, Page M, O'Connor D, Shaw J. Continuous subcutaneous insulin infusion (CSII) versus multiple insulin injections for type 1 diabetes mellitus. Cochrane Database Syst Rev, CD005103, 2010

[17] Mecklenburg RS, Benson EA, Benson JW jr et al. Long-term metabolic control with insulin pump therapy. Report of experience with 127 patients. N Engl J Med, 313 (8): 465–468, 1985

[18] Thurm U, Gehr B. CGM- und Insulinpumpenfibel: Bei Dir piept's ja. 2. Aufl., Kirchheim-Verlag, Mainz 2013

[19] Medizinischer Dienst der Krankenkassen. Ergänzender Begutachtungsleitfaden zum Begutachtungsleitfaden „Begutachtung der Versorgung mit Hilfsmitteln". Insulinpumpen bei Kindern und Jugendlichen mit Diabetes mellitus Typ 1. www.bdsn.de/fileadmin/user_upload/Download/MDK_Leitlinie_f%C3%BCr_Insulinpumpengenehmigung_f%C3%BCr_Kinder_2012.pdf (Zugriff 06.11.2015)

[20] Cipolle RJ, Strand LM, Morley PC. Pharmaceutical Care Practice: The Clinician's Guide. 2nd edition, New York, McGraw-Hill 2004

[21] PCNE (Pharmaceutical Care Network Europe). Drug Related Problems Classification V6–2. www.pcne.org/upload/files/11_PCNE_classification_V6-2.pdf (Zugriff 16.11.2015)

[22] Becton, Dickinson. www.bd.com/us/diabetes/page.aspx?cat=7001&id=7605 (Zugriff 11.05.2016)

2 Diabetes mellitus Typ 2

Karin Schmiedel

Die Basistherapie des Diabetes mellitus Typ 2 (Typ-2-Diabetes) ist stets eine Kombination aus Bewegungssteigerung und Ernährungsumstellung meist mit dem Ziel, Körpergewicht zu reduzieren. Wenn damit keine ausreichende Stoffwechselkontrolle erreicht wird, stellt Metformin das Arzneimittel der ersten Wahl bei der Pharmakotherapie dar. Das Therapieziel ist eine gute Stoffwechselkontrolle, um Folgeerkrankungen wie Niereninsuffizienz vorzubeugen bzw. hinauszuzögern. Hierfür ist oft eine Zweifachkombination oraler Antidiabetika oder eine Kombination von Metformin plus Insulin notwendig.

Metformin

Metformin gilt als das **Arzneimittel der ersten Wahl** bei Beginn der pharmakologischen Behandlung des Patienten mit Typ-2-Diabetes. Eine amerikanische Studie mit über 15 000 Patienten zeigte jedoch, dass nur bei etwas mehr als der Hälfte der Patienten die Therapie mit Metformin begonnen wird. Dabei ist eine rasche Intensivierung der antidiabetischen Therapie bei Metformin wesentlich seltener notwendig als bei anderen oralen Antidiabetika [1].

Metformin gilt deshalb als das Arzneimittel der ersten Wahl, weil vergleichsweise selten Hypoglykämien auftreten und Metformin eine Gewichtsreduktion unterstützen kann. Weiterhin hat die Einnahme von Metformin günstige Auswirkungen auf makrovaskuläre Risiken [2].

Sehr häufig (bei mehr als 1 von 10 Patienten) treten **gastrointestinale Nebenwirkungen** auf. Diese bessern sich oftmals im Therapieverlauf. Als unangenehm werden auch die Geschmacksveränderungen empfunden, die unter der Therapie häufig auftreten.

Um einen Therapieabbruch aufgrund der anfänglichen unerwünschten Wirkungen (v. a. Übelkeit, Durchfall, Meteorismus) zu vermeiden, empfiehlt es sich Metformin **einschleichend zu dosieren** und während oder nach dem Essen einzunehmen. Die Therapie wird meist mit 500–850 mg Metforminhydrochlorid gestartet, welches 2–3-mal täglich zu den Mahlzeiten eingenommen wird. Sofern der Patient dies gut verträgt und es aufgrund der Blutzuckerwerte notwendig ist, kann die Dosierung auf maximal 3000 mg Metforminhydrochlorid pro Tag gesteigert werden. Eine Dosiserhöhung sollte aufgrund der sehr häufigen gastrointestinalen Nebenwirkungen frühestens nach zehn Tagen in Erwägung gezogen werden. Die Maximaldosis von 3000 mg sollte ebenfalls auf drei Einnahmen pro Tag verteilt werden.

> **UPDATE**
>
> Metformin ist bei Typ-2-Diabetes Mittel der ersten Wahl, da selten Hypoglykämien auftreten, die Gewichtsreduktion positiv beeinflusst wird und makrovaskuläre Risiken gesenkt werden.

Eine sehr seltene (< 1/10 000 Patienten) aber potenziell lebensbedrohliche Nebenwirkung ist die **Lactatazidose**. Die Lactatazidose entwickelt sich aufgrund einer Ansammlung von Metformin bei unzureichender Ausscheidung über die Niere. Eine schwere Niereninsuffizienz (geschätzte Kreatinin-Clearance eGFR < 30 ml/min/1,73 m^2) ist deshalb eine wichtige Kontraindikation für die Metformintherapie. **Symptome** der Lactatazidose sind neben Übelkeit, Erbrechen, Bauchschmerzen eine vermehrte Atmung und Muskelkrämpfe. Im Verlauf kann es zu Hypothermie, Kreislaufregulationsstörungen und Koma mit letalem Ausgang kommen. Wenn jedoch die Kontraindikationen für Metformin beachtet werden, ist die Lactatazidose ein extrem seltenes Ereignis. Neben einer schweren Niereninsuffizienz sind alle Erkrankungen, die mit einer Minderdurchblutung von Gewebe einhergehen (z. B. Herzinsuffizienz, COPD) Kontraindikationen. Unter Metformintherapie bei älteren Patienten sollte außerdem regelmäßig die Kreatinin-Clearance bestimmt werden.

Die **Wirkung** von Metformin beruht nach derzeitigem Kenntnisstand auf drei Mechanismen. Metformin hemmt die Gluconeogenese und die Glykogenolyse in der Leber, sodass weniger Glucose aus der Leber freigesetzt wird. Es erhöht die Insulinempfindlichkeit der Muskulatur, folglich wird mehr Glucose aus dem Blut in die Muskelzellen aufgenommen. Weiterhin verzögert es die gastrointestinale Glucoseresorption, sodass Blutzuckerspitzen nach dem Essen abgemildert werden. Die Reduktion der makrovaskulären Risiken ist primär auf die günstigen Einflüsse auf den Fettstoffwechsel zurückzuführen. Unter Metformin sinken das

Gesamtcholesterin, das LDL-Cholesterin und die Triglyceride [2, 3].

PRAXISBEISPIEL

Die 50-jährige M. R. kommt mit einem Rezept über Metforminhydrochlorid 1000 mg 30 Tabletten in die Apotheke. Aufgrund der kleinen Packungsgröße fragen Sie nach, ob das Arzneimittel neu für die Patientin ist.

M. R. berichtet, dass sie bereits länger an der Grenze zum Diabetes stand und nun auch ihr Langzeitblutzucker zu hoch war. Sie soll jetzt diese Tabletten einnehmen und in vier Wochen wieder zum Arzt. Frau M. R. erfährt in der Apotheke, dass es wichtig ist, dass sie die Tabletten immer nach dem Essen einnimmt. Am Anfang kann sie trotzdem gastrointestinale Beschwerden haben, die jedoch besser werden, wenn sie die Tabletten eine Zeit lang regelmäßig genommen hat. Die Dosierung 2-mal täglich ½ Tablette wird auf der Packung vermerkt. Aus Berichten anderer Patienten ist dem Apotheker bekannt, dass die Metformintabletten schwer zu teilen sind, daher empfiehlt er ihr einen Tablettenteiler. Weil Frau M. R. sowieso Schwierigkeiten hat, ihre Blutdrucktabletten zu teilen, lässt sie sich den Tablettenteiler zeigen und nimmt ihn mit – bislang wusste sie nicht, dass es so etwas gibt und ist sehr dankbar für den guten Rat.

Für Patienten, die Schwierigkeiten mit dem Schlucken der Metformintabletten haben, steht außerdem eine Lösung zur Verfügung (MetfoLiquid GeriaSan 500 mg/5 ml).

Eine leitliniengerechte Therapie des Typ-2-Diabetes wird mit einer Ernährungsumstellung, Bewegungssteigerung und sofern notwendig einem Rauchstopp begonnen. Wenn die individuell vereinbarten Therapieziele nicht erreicht werden, erfolgt die Intensivierung der Therapie nach ○ Abb. 2.1 [2].

Auch wenn die Therapieziele, wie beim Typ-1-Diabetes, individuell vereinbart werden, so gibt die Nationale Versorgungsleitlinie doch Orientierungsgrößen für die Behandlungsziele vor (□ Tab. 2.1) [2].

Die Patienten stellen oft die Frage, was sie sich von der Therapie erwarten können oder warum es notwendig ist, die Arzneimittel regelmäßig einzunehmen. Bei der Einnahme von Metformin wird in der Regel ein HbA_{1c}-Wert von circa

4. Stufe
Intensivierte Insulintherapie
ggf. plus orales Antidiabetikum

3. Stufe
Pharmaka-Zweifachkombination
oder Insulin

2. Stufe
Pharmaka-Monotherapie
(Mittel 1. Wahl: Metformin)

1. Stufe
Basistherapie aus Ernährungsumstellung (ggf. Gewichtsreduktion), Bewegungssteigerung und Rauchstopp. Die Basistherapie wird **lebenslang** umgesetzt.

○ **Abb. 2.1** Stufen der Therapie bei Diabetes mellitus Typ 2

7 % (53 mmol/mol) angestrebt. Ob dieser erreicht wird, ist jedoch von zahlreichen patientenindividuellen Parametern abhängig. Dazu zählen neben dem Ausgangs-HbA_{1c} auch die Umsetzung der Basistherapie aus Ernährungsumstellung und Bewegungssteigerung. So ließ sich in Studien mit Metformin der HbA_{1c}-Wert um 1–4 % reduzieren [4, 5].

UPDATE

Eine intensive Senkung des HbA_{1c}-Werts ist mit Hypoglykämien und Gewichtszunahme verbunden und wird daher vor allem bei älteren Patienten nicht angestrebt, zumal auch die Gesamtmortalität nicht signifikant gesenkt wird.

Nachdem Studien zeigten, dass eine intensive Senkung des HbA_{1c}-Werts die Gesamtmortalität nicht signifikant reduziert, jedoch mit Hypoglykämien und Gewichtszunahme assoziiert ist, versucht man hier, die für den Patienten beste Balance zu finden [6]. Eine Reduktion des HbA_{1c}-Werts führt vor allem zu weniger mikrovaskulären Folgeerkrankungen (z. B. Neuropathien, Nephropathien), ist jedoch

□ **Tab. 2.1** Orientierungsgrößen der Behandlungsziele für Erwachsene mit Diabetes mellitus Typ 2

Indikator	Orientierungsgrößen der Behandlungsziele
Nüchtern bzw. präprandiale Plasmaglucose (venös)	100–125 mg/dl (5,6–6,9 mmol/l)
Postprandiale Plasmaglucose (venös, 1–2 Stunden postprandial)	140–199 mg/dl (7,8–11,0 mmol/l)
HbA_{1c}-Wert	6,5–7,5 % (48–58 mmol/mol)
Lipide	LDL-Cholesterin < 100 mg/dl (< 2,6 mmol/l)
Gewichtsreduktion bei Übergewicht	BMI 27–35 kg/m²: Reduktion des Körpergewichts um circa 5 %, BMI > 35 kg/m²: Reduktion des Körpergewichts um mehr als 10 %
Blutdruck	Systolisch < 140 mmHg, diastolisch 80 mmHg

kaum mit einer Verminderung makrovaskulärer Ereignisse wie Herzinfarkte assoziiert [2]. Bei Antidiabetika, die ein geringes Hypoglykämierisiko haben, wie Metformin, wird in der Regel ein HbA$_{1c}$-Wert von 7 % (53 mmol/mol) angestrebt. Unter einer Therapie mit höherem Hypoglykämierisiko (z. B. Insulin, Sulfonylharnstoffe) wird meist ein HbA$_{1c}$-Wert über 7 % (53 mmol/mol) als Ziel gesetzt [2].

Stellenwert der neuen (oralen) Antidiabetika

Wenn Metformin nicht vertragen wird oder Kontraindikationen bestehen, kann bereits in der Erstlinientherapie ein anderes Antidiabetikum verordnet werden. Nach Metformin, welches in Deutschland circa 50 % der verordneten Tagesdosen (DDD; defined daily dose) der oralen Antidiabetika ausmacht, werden Sulfonylharnstoffe häufig verordnet. Diese Wirkstoffgruppe waren die ersten oralen Antidiabetika, die entwickelt wurden. Dass sie so häufig verordnet werden, ist zum Teil auf den niedrigen Arzneimittelpreis der Substanzen zurückzuführen. Ansonsten sind die Sulfonylharnstoffe eine höchst umstrittene Wirkstoffgruppe: Nur für einzelne Wirkstoffe konnte eine Reduktion der mikrovaskulären Risiken nachgewiesen werden (Glibenclamid, Gliclazid). Die lang anhaltende insulinotrope Wirkung der Sulfonylharnstoffe begünstigt schwere Hypoglykämien und macht häufig Zwischenmahlzeiten notwendig. Der Anteil der verordneten DDD der Sulfonylharnstoffe ist aufgrund dieses umstrittenen Nutzen-Risiko-Profils in den letzten Jahren rückläufig. Dennoch gilt die Wirkstoffgruppe bei der frühen Nutzenbewertung des IQWiG als zweckmäßige Vergleichstherapie.

> **UPDATE**
>
> Sulfonylharnstoffe haben ein umstrittenes Nutzen-Risiko-Profil. Einem niedrigen Arzneimittelpreis steht die Begünstigung von schweren Hypoglykämien gegenüber. Lediglich für Glibenclamid und Gliclazid wurde die Reduktion mikrovaskulärer Risiken belegt.

Der Stellenwert der neuen oralen Antidiabetika hat aufgrund des umstrittenen Nutzen-Risiko-Profils der Sulfonylharnstoffe jedoch deutlich zugenommen. Wenn die alleinige Einnahme von Metformin innerhalb von 3–6 Monaten nicht zum gewünschten Ziel-HbA$_{1c}$-Wert führt, kann zusätzlich ein weiteres (orales) Antidiabetikum oder Insulin gegeben werden. Während die Deutsche Diabetes Gesellschaft und die Deutsche Gesellschaft für Innere Medizin keiner Wirkstoffgruppe den Vorzug geben, empfehlen die DEGAM (Deutsche Gesellschaft für Allgemeinmedizin und Familienmedizin) und die AkdÄ (Arzneimittelkommission der deutschen Ärzteschaft) folgende Kombinationen zu bevorzugen [2]:

- Metformin plus Insulin,
- Metformin plus Glibenclamid,
- Metformin plus DPP-4-Inhibitor.

Eine Dreifach-Kombination oraler Antidiabetika wird nicht empfohlen, jedoch können zwei orale Antidiabetika mit einem Insulin oder einem GLP-1-Analogon kombiniert werden [2].

GLP-1-Analoga

Die GLP-1-Analoga ahmen das körpereigene Glucagon-like-Peptide-1 nach. GLP-1 verstärkt nach der Nahrungsaufnahme die Insulinfreisetzung bedarfsgerecht. Da die Exkretion von Insulin wieder zurückgeht, sobald der Blutglucosespiegel sinkt, sind GLP-1-Analoga **nicht** mit einem erhöhten **Hypoglykämierisiko** assoziiert.

Das Inkretin (Darmhormon) GLP-1 wird normalerweise rasch durch das Enzym Dipeptidyl-Peptidase-4 (DPP-4) abgebaut. Die GLP-1-Analoga sind in ihrer Aminosäuresequenz so modifiziert, dass sie zwar am GLP-1-Rezeptor der Betazellen des Pankreas binden und dort die Insulinfreisetzung aktivieren, gleichzeitig aber nicht so rasch durch DPP-4 abgebaut werden können. GLP-1-Analoga wirken folglich länger als das körpereigene GLP-1 steigernd auf die Insulinsekretion und verzögern die Magenentleerung stärker. Die sättigende Wirkung einer Mahlzeit hält somit länger an. Die Anwendung der GLP-1-Analoga ist deshalb auch mit einer **Gewichtsreduktion** von durchschnittlich 2–3 kg assoziiert.

Trotz dieser Vorteile (geringes Hypoglykämierisiko, Gewichtsreduktion begünstigt) liegt das Verordnungsvolumen der GLP-1-Analoga relativ stabil bei rund 2 % der verordneten DDD. Ein Grund für diesen geringen Anteil ist die parenterale Applikation. Je nach Arzneimittel müssen die GLP-1-Analoga zweimal täglich bis einmal wöchentlich **subkutan** injiziert werden. Eine Therapieoption, die von Patienten nicht immer gerne genutzt wird. Ein weiterer Grund liegt in der Zulassung – die älteren GLP-1-Analoga sind ausschließlich für die Kombinationstherapie zugelassen und werden somit frühestens in der dritten Stufe der Therapie eingesetzt. Albiglutid und Dulaglutid sind hingegen auch für die Monotherapie zusätzlich zur Lebensstiländerung zugelassen.

> **UPDATE**
>
> GLP-1-Analoga erhöhen die Insulinsekretion bedarfsgerecht. Sie müssen jedoch parenteral appliziert werden, was den Vorteilen von geringem Hypoglykämierisiko und erleichterter Gewichtsreduktion gegenübersteht.

Die verzögerte Magenentleerung führt nicht nur zu einer Gewichtsreduktion, sondern ist sehr häufig (mindestens 1 von 10 Patienten) mit **Übelkeit** assoziiert. Um einen Therapieabbruch aufgrund starker Übelkeit zu verhindern, kann es nützen, dass die Patienten zu Beginn der Therapie nur ⅔ ihrer üblichen Mahlzeitenportion verzehren und dann

Tab. 2.2 Übersicht der GLP-1-Analoga (Stand 12/2015)

Arzneimittel	Dosierung	Anwendung
Albiglutid (Eperazan®)	1 × wöchentlich 30–50 mg	Pulver mit Lösungsmittel zur Suspension mischen und anschließend subkutan injizieren, Applikation unabhängig von den Mahlzeiten, jeweils am gleichen Wochentag
Dulaglutid (Trulicity®)	1 × wöchentlich 0,75–1,5 mg	Fertigpen zur einmaligen Anwendung, Applikation unabhängig von den Mahlzeiten, jeweils am gleichen Wochentag
Exenatide (Byetta®)	2 × täglich 5–10 µg	Fertigpen mit Einzeldosen von 5 bzw. 10 µg, Applikation vor der Morgen- und der Abendmahlzeit, bis zu 60 min vor der Mahlzeit, nicht nachher!
Exenatide (Bydureon®)	1 × wöchentlich 2 mg	Pulver mit Lösungsmittel zur Suspension mischen und anschließend subkutan injizieren, Applikation unabhängig von der Mahlzeit, zu einem beliebigen Zeitpunkt, jeweils am gleichen Wochentag
Liraglutid (Victoza®)	1 × täglich 0,6–1,2 mg	Fertigpen mit einstellbarer Dosis, unabhängig von der Mahlzeit, zu einem beliebigen Zeitpunkt

wenigstens 10 Minuten warten, um festzustellen, ob bereits ein adäquates Sättigungsgefühl einsetzt.

Die GLP-1-Analoga werden subkutan in Abdomen, Oberschenkel oder Oberarm injiziert. Wie bei Insulin ist die richtige **Lagerung** der Arzneimittel wichtig. Vor dem Gebrauch sind die Arzneimittel im Kühlschrank (2–8 °C) und vor Licht geschützt zu lagern. Sofern es sich nicht um einmal zu verwendende Pens oder Spritzen handelt (Trulicity®, Bydureon®) dürfen diese nach Anbruch nur maximal einen Monat bei Raumtemperatur (unter 25 °C bzw. 30 °C) gelagert werden. Nach der Anwendung sollte jeweils die Nadel vom Pen entfernt werden und der Pen dann mit aufgesetzter Kappe und somit vor Licht geschützt gelagert werden. Die GLP-1-Analoga unterscheiden sich insbesondere darin, wie häufig sie angewendet werden [3]. Neben den in Tab. 2.2 gelisteten GLP-1-Analoga war Lixisenatid (Lyxumia®) im Handel. Diesem wurde jedoch vom IQWiG kein Zusatznutzen zugesprochen, da der Hersteller nicht die vom IQWiG vorgegebenen Vergleichstherapien in Studien untersucht hat [7]. In der Folge hat der Hersteller den Vertrieb von Lixisenatid in Deutschland eingestellt.

DPP-4-Inhibitoren

Die Hemmstoffe der Dipeptidyl-Peptidase-4 (DPP-4) verzögern den Abbau der körpereigenen Inkretine Glucagon-like-Peptide-1 (GLP-1) und Glucose-dependent insulinotropic polypeptide (GIP). Beide Inkretine werden nach oraler Aufnahme von Glucose im Darm freigesetzt. Sie binden dann an die Betazellen und steigern die Insulinsekretion und somit die Antwort der Bauchspeicheldrüse auf den Verzehr einer kohlenhydrathaltigen Mahlzeit.

DPP-4-Inhibitoren verlängern die Wirkung der Inkretine. Die Insulinfreisetzung nach oraler Glucoseaufnahme wird dadurch lang anhaltender gesteigert und die sättigende Wirkung einer Mahlzeit verstärkt.

Im Gegensatz zu den GLP-1-Analoga werden die DPP-4-Inhibitoren oral eingenommen, was von den Patienten deutlich besser akzeptiert wird. Weiterhin sind Sitagliptin und Saxagliptin bei Metformin-Unverträglichkeit für die Monotherapie zugelassen. Der Vertrieb von Vildagliptin wurde in Deutschland eingestellt (Tab. 2.3).

> **UPDATE**
>
> DPP-4-Inhibitoren („Gliptine") verlängern die Wirkung der Inkretine und erhöhen damit die Insulinsekretion. Sie weisen ein geringes Hypoglykämierisiko auf und werden oral eingenommen, jedoch müssen die Werte der Lebertransaminasen engmaschig überwacht werden.

Unter den DPP-4-Inhibitoren treten Hypoglykämien nicht häufiger als unter Placebo auf und die Wirkung der Arzneistoffe ist **gewichtsneutral** [3]. Die Wirkstoffe erhöhen das kardiovaskuläre Risiko nicht [8]. Anhand von Fallberichten kam der Verdacht auf, dass die Einnahme von DPP-4-Inhibitoren mit einem erhöhten Pankreatitis-Risiko assoziiert ist [9, 10]. In einem Review und einer aktuellen nationalen Fall-Kontroll-Studie ging die Einnahme von DPP-4-Inhibitoren nicht mit einem erhöhten Pankreatitis-Risiko einher. Allerdings sind die Fallzahlen jeweils sehr klein, sodass bislang keine definitive Aussage möglich ist [11, 12].

Die DPP-4-Inhibitoren werden auch als Gliptine bezeichnet, da die Wirkstoffe jeweils auf –gliptin enden (Saxagliptin, Sitagliptin, Vildagliptin). Da in seltenen Fällen unter der Therapie mit Gliptinen **Leberfunktionsstörungen** aufgetreten sind, sollten bereits vor Therapiebeginn die Leberenzyme ALT (Alanin-Aminotransferase) und AST (Aspartat-Aminotransferase) bestimmt werden. Wenn diese sogenannten Transaminasen auf mehr als das Dreifache der

Obergrenze des Normbereichs angestiegen sind, sollten DPP-4-Inhibitoren nicht verordnet werden. Da die Leberfunktionsstörungen zunächst meist asymptomatisch sind, sollten die Leberenzyme unter der Therapie mit DPP-4-Inhibitoren regelmäßig bestimmt werden (zu Beginn alle drei Monate, nach einem Jahr in größeren Abständen). Bei einer mehr als dreifachen Erhöhung der Transaminasen über den Normbereich sollten die DPP-4-Inhibitoren abgesetzt werden und nach Normalisierung der Leberfunktionswerte nicht erneut verordnet werden [3].

> **CAVE**
>
> Anhaltende, starke Bauchschmerzen unter der Therapie mit Gliptinen sind ein Zeichen für eine Pankreatitis. Wenn die Arzneimittel dann sofort abgesetzt werden, bleiben meist keine Schädigungen zurück.
>
> Wenn eine Gelbsucht auftritt, deutet dies auf eine Leberschädigung hin. In diesen Fällen sollten die AST und ALT bestimmt werden und bei Bestätigung einer Leberfunktionsstörung das Arzneimittel abgesetzt werden.
> - AST (= GOT) Referenzbereich: 10–50 U/L (Männer), 10–35 U/L (Frauen),
> - ALT (= GTP) Referenzbereich: 10–50 U/L (Männer), 10–35 U/L (Frauen).

Dennoch hat das Verordnungsvolumen der Gliptine in den letzten Jahren kontinuierlich zugenommen. Das IQWiG sieht für Sitagliptin Anhaltspunkte für einen Zusatznutzen, ebenso für die Fixkombination Sitagliptin plus Metformin. Der Zusatznutzen leitet sich vor allem aus einer Reduktion der Mortalitätsrate und des Risikos für Hypoglykämien ab. Auch für Saxagliptin wird ein geringer Zusatznutzen erachtet, während für Vildagliptin bislang keine ausreichenden Studiendaten für die Nutzenbewertung vorgelegt wurden [13].

SGLT-2-Inhibitoren

Die SGLT-2-Inhibitoren hemmen den Natrium-Glucose-Cotransporter 2 (Sodium-Glucose Cotransporter 2) in der Niere mit hoher Selektivität. Dieser ist der Haupttransporter, über welchen Glucose aus dem Urin in der Niere reabsorbiert wird. In der Folge steigt die Glucoseausscheidung über den Urin an und die nüchtern und postprandial gemessenen Blutglucosewerte sinken. Wie viel Glucose auf diese Weise über den Urin ausgeschieden wird, hängt einerseits vom Blutglucosespiegel und andererseits von der Filtrationsleistung der Niere ab. Folglich sinkt die Wirksamkeit mit zunehmender Niereninsuffizienz, sodass die Anwendung von SGLT-2-Inhibitoren bei einer eGFR < 60 ml/min/1,73 m^2 nicht empfohlen wird. Mit der Glucose-Ausscheidung steigt auch die Natriumausscheidung an und osmotisch bedingt erhöht sich das Urinvolumen um circa 300–400 ml pro Tag. Wenn SGLT-2-Inhibitoren mit Diuretika kombiniert werden, steigt deshalb das Risiko für eine Dehydratation und eine Hypotonie an. Eine Kombination mit Schleifendiuretika (z. B. Torasemid, Furosemid) wird daher nicht empfohlen [3].

Der Wirkungsmechanismus der SGLT-2-Inhibitoren ist mit einigen Vorteilen gegenüber älteren Substanzklassen verknüpft. Die SGLT-2-Inhibitoren wirken **insulinunabhängig** nur dann, wenn der Blutglucosespiegel erhöht ist. In der

Tab. 2.3 Übersicht der DPP-4-Inhibitoren (Stand 12/2015)

Arzneimittel	Dosierung	Anwendung
Saxagliptin (Onglyza®)	1× täglich 2,5–5 mg	Monotherapie bei Metformin-Kontraindikation oder -Unverträglichkeit, Kombinationstherapie, Einnahme unabhängig von einer Mahlzeit, Dosisreduktion bei Niereninsuffizienz erforderlich (2,5 mg)
Saxagliptin + Metformin (Komboglyze®)	2 × täglich 2,5/850 mg bzw. 2,5/1000 mg	Fixkombination, wenn Metformin alleine nicht ausreichend wirksam ist, Einnahme zu einer Mahlzeit, um die Verträglichkeit von Metformin zu verbessern, Kontraindiziert bei Niereninsuffizienz (Kreatinin-Clearance < 60 ml/min)
Sitagliptin (Januvia®, Xelevia®)	1 × täglich 100 mg	Monotherapie bei Metformin-Kontraindikation oder -Unverträglichkeit, Kombinationstherapie, Einnahme unabhängig von einer Mahlzeit, Dosisreduktion bei Niereninsuffizienz erforderlich (25–50 mg)
Sitagliptin + Metformin (Janumet®, Velmetia®)	2 × täglich 50/850 mg bzw. 50/1000 mg	Fixkombination, wenn Metformin alleine nicht ausreichend wirksam ist, Einnahme zu einer Mahlzeit, um die Verträglichkeit von Metformin zu verbessern, Kontraindiziert bei Niereninsuffizienz (Kreatinin-Clearance < 60 ml/min)

Monotherapie liegt das Risiko für **Hypoglykämien** auf Placeboniveau. Da vermehrt Glucose ausgeschieden wird und somit nicht zur Energiegewinnung oder Energiespeicherung genutzt werden kann, begünstigt die Einnahme von SGLT-2-Inhibitoren eine **Gewichtsreduktion** [14]. Die durchschnittliche Gewichtsabnahme beträgt bei der Monotherapie circa 2 kg [3].

> **UPDATE**
>
> SGLT-2-Inhibitoren erhöhen die Glucoseausscheidung über die Nieren. Sie haben ein geringes Hypoglykämierisiko und erleichtern die Gewichtsreduktion, es traten jedoch schwere diabetische Ketoazidosen auf.

Bei den SGLT-2-Inhibitoren handelt es sich allerdings um die jüngste Wirkstoffklasse der oralen Antidiabetika, zu der somit keine Langzeiterfahrungen vorliegen. Im Rahmen der Nachbeobachtung nach der Marktzulassung wurden **schwerwiegende diabetische Ketoazidosen** beobachtet, die eine Hospitalisierung notwendig machten. Außerdem traten lebensbedrohliche Infektionen (**Urosepsis, Pyelonephritis**) auf, welche sich aus einem Harnwegsinfekt unter SGLT-2-Inhibitoren entwickelt hatten. Die FDA ordnete daher eine Änderung der Fachinformation an, sodass diese nun weitere Informationen zum erhöhten Ketoazidoserisiko und Harnwegsinfekt-Risiko enthalten muss [15].

> **CAVE**
>
> Bei der erstmaligen Verordnung oder Abgabe eines SGLT-2-Inhibitors sollten die Patienten über die Symptome einer diabetischen Ketoazidose aufgeklärt werden. Treten unter der Therapie beispielsweise Übelkeit, Erbrechen, Abdominalschmerzen, Müdigkeit und Atembeschwerden auf, sollte ein Arzt aufgesucht werden. Da die diabetische Ketoazidose untypischerweise unter SGLT-2-Inhibitoren mit nur mäßig erhöhten Blutglucosewerten einhergehen kann, sollte immer ein Test auf Ketonkörper durchgeführt werden. Bestätigt sich der Verdacht einer diabetischen Ketoazidose, muss der SGLT-2-Inhibitor abgesetzt und die Therapie der Ketoazidose begonnen werden.
> Besonders häufig scheinen atypische diabetische Ketoazidosen unter SGLT-2-Inhibitoren aufzutreten, wenn diese von Patienten mit Typ-1-Diabetes eingenommen werden. Zu beachten ist, dass SGLT-2-Inhibitoren nicht zur Behandlung des Diabetes mellitus Typ 1 zugelassen sind [16].
> Patienten, die mit SGLT-2-Inhibitoren behandelt werden, sollen außerdem auf Zeichen von Harnwegsinfektionen achten (z. B. Brennen beim Wasserlassen, vermehrtes oder sofortiges Bedürfnis des Harnlassens, Schmerzen im unteren Bauch- oder Beckenbereich, Blut im Urin, Fieber). Bei diesen Anzeichen sollte ein Arzt aufgesucht werden, um die Entwicklung eines lebensbedrohlichen Infekts zu verhindern [15].

Tab. 2.4 Übersicht der SGLT-2-Inhibitoren (Stand 12/2015)

Arzneimittel	Dosierung	Anwendung
Dapagliflozin (Forxiga®)	1 × täglich 5–10 mg	Monotherapie bei Metformin-Unverträglichkeit, Kombinationstherapie, Einnahme unabhängig von einer Mahlzeit, bei Leberfunktionsstörung mit 5 mg beginnen und ggf. auf 10 mg steigern
Dapagliflozin + Metformin (Xigduo®)	2 × täglich 5/850 mg bzw. 5/1000 mg	Fixkombination, wenn Metformin alleine nicht ausreichend wirksam ist, Einnahme zu einer Mahlzeit, bei Leberfunktionsstörungen kontraindiziert
Empagliflozin (Jardiance®)	1 × täglich 10–25 mg	Monotherapie bei Metformin-Unverträglichkeit, Kombinationstherapie, Einnahme zu oder unabhängig von einer Mahlzeit, bei schwerer Leberfunktionsstörung und einer Kreatinin-Clearance unter 60 ml/min/1,73 m^2 kontraindiziert

Dass das IQWiG trotz des völlig neuen Wirkungsmechanismus der SGLT-2-Inhibitoren einen Zusatznutzen als nicht belegt erachtet, hat bei den Diabetes Fachgesellschaften zu massiver Kritik am Bewertungsverfahren geführt. Schließlich haben sich die Hersteller teilweise im Schiedsverfahren mit der GKV auf einen akzeptablen Herstellerabgabepreis geeinigt, sodass nicht alle Wirkstoffe in Deutschland außer Vertrieb gesetzt wurden. Eine Übersicht der in Deutschland verfügbaren SGLT-2-Inhibitoren stellt Tab. 2.4 dar. Da der Herstellerabgabepreis in Deutschland unter dem europäischen Niveau liegt, kommt es über den Großhandel immer wieder zu Lieferschwierigkeiten, sodass teilweise ein Direktbezug notwendig ist.

Akut- und Spätkomplikationen

Die Akutkomplikationen Hypoglykämie und diabetisches Koma werden von den Patienten mit Diabetes häufig gefürchtet, da sie akut lebensbedrohlich sind. Eine ausgeprägte Angst vor Hypoglykämie kann daher dazu führen, dass der Patient weniger bereit ist, seine Therapie vollständig umzusetzen.

Langfristig problematisch sind die Spätkomplikationen, die häufig mit einer verminderten Lebensqualität und erhöhten Mortalität einhergehen. Bei der Therapie sollten daher immer die Akut- und Spätkomplikationen bedacht werden und die glykämische Kontrolle die Risikosituation des Patienten mit berücksichtigen [2].

Akutkomplikation: Hypoglykämie

Das Risiko für eine Hypoglykämie ist bei Typ-2-Diabetes vor allem bei der Therapie mit insulinotropen Antidiabetika (Sulfonylharnstoffe, Glinide) und mit Insulin erhöht. Auch ausgelassene oder verspätete Mahlzeiten, ungeplante Muskelarbeit und Alkoholkonsum können zu einem erhöhten Risiko für eine Hypoglykämie führen [2]. Ein besonders hohes Risiko für eine schwere Hypoglykämie haben ältere Patienten mit langer Erkrankungsdauer, Komorbiditäten und Polymedikation [17].

Typische **Symptome** bei einer Hypoglykämie sind:
- Zittern, weiche Knie,
- kalter Schweiß, Blässe,
- Herzrasen, Blutdruckanstieg,
- Verwirrtheit (z. T. Albernheit, Aggressivität),
- Krampfanfälle,
- Bewusstlosigkeit.

Bei einer schweren Hypoglykämie (Unterzuckerung) ist der Patient auf Fremdhilfe angewiesen. Eine schwere Hypoglykämie ist somit immer lebensbedrohlich und deshalb ein Zustand, der durch entsprechende Therapieplanung möglichst vermieden werden sollte [2]. Nach einer schweren Hypoglykämie berichten Patienten oftmals über tagelang anhaltende Muskelschmerzen nach Krampfanfällen und ausgeprägte Erinnerungslücken.

Neben einer entsprechenden Therapieplanung ist die Patientenaufklärung und -schulung essenziell, um schwere Hypoglykämien zu vermeiden. Bei Anzeichen einer Hypoglykämie ist gemäß Abb. 2.2 vorzugehen.

Für unterwegs stehen inzwischen zahlreiche flüssige Glucose-Gele zur Verfügung. Diese unterscheiden sich teilweise in der Zusammensetzung. So enthält beispielsweise Jubin® einen höheren Glucoseanteil als Liqui-Fit® und ist deshalb für die Behandlung der Hypoglykämie unter Alpha-Glucosidasehemmern (Acarbose, Miglitol) besonders geeignet.

> **UPDATE**
>
> Die Alpha-Glucosidasehemmer verhindern die Spaltung von Di- und Polysacchariden, sodass bei der Therapie mit diesen Wirkstoffen nur Monosaccharide für eine Anhebung des Blutglucosespiegels geeignet sind.

Erste-Hilfe-Schema bei Hypoglykämien

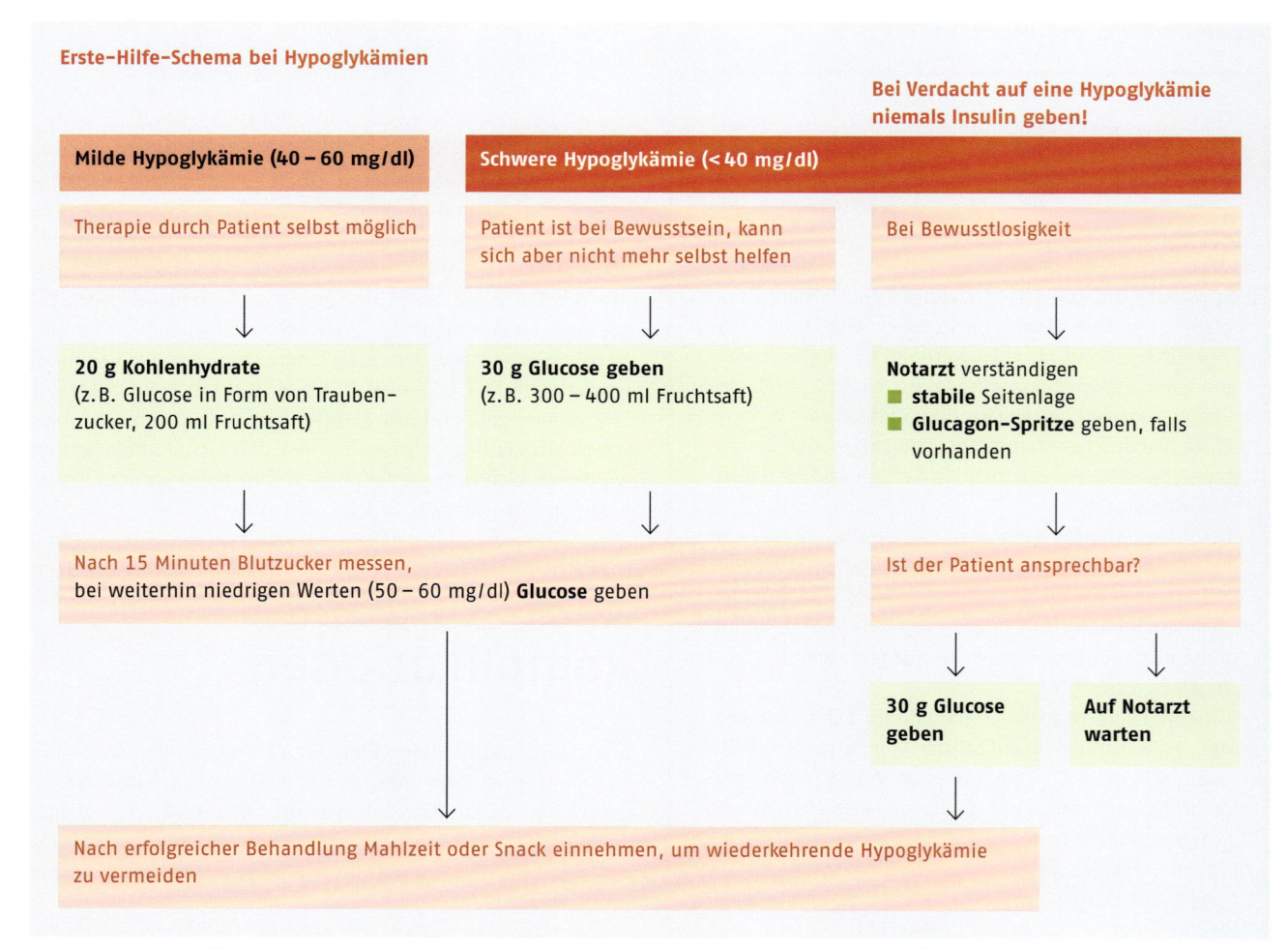

Bei Verdacht auf eine Hypoglykämie niemals Insulin geben!

Milde Hypoglykämie (40–60 mg/dl)	Schwere Hypoglykämie (< 40 mg/dl)	
Therapie durch Patient selbst möglich	Patient ist bei Bewusstsein, kann sich aber nicht mehr selbst helfen	Bei Bewusstlosigkeit
↓	↓	↓
20 g Kohlenhydrate (z.B. Glucose in Form von Traubenzucker, 200 ml Fruchtsaft)	**30 g Glucose geben** (z.B. 300–400 ml Fruchtsaft)	**Notarzt** verständigen ■ **stabile** Seitenlage ■ **Glucagon-Spritze** geben, falls vorhanden
↓	↓	↓
Nach 15 Minuten Blutzucker messen, bei weiterhin niedrigen Werten (50–60 mg/dl) **Glucose** geben		Ist der Patient ansprechbar?
		↓ ↓
		30 g Glucose geben / **Auf Notarzt warten**
Nach erfolgreicher Behandlung Mahlzeit oder Snack einnehmen, um wiederkehrende Hypoglykämie zu vermeiden		

Abb. 2.2 Erste-Hilfe-Schema bei Hypoglykämien nach Diabetesinformationsdienst München [18]

Tab. 2.5 Apothekenübliche Glucose-Präparate (Übersicht)

Produkt	Zusammensetzung	BE/KE[1]
Jubin®	Glucosesirup (65 %), Saccharose (12,5 %), Wasser, natürliche Aromastoffe	1 Tube mit 40 g enthält 2,6 BE
Liqui-Fit®	Saccharose (34 %), Wasser, Glucose (21 %), Fructose (20 %), Aromen	1 Beutel mit 18 g enthält 1 BE
Liqui-Fit Junior	Saccharose (34 %), Wasser, Glucose (21 %), Fructose (20 %), Aromen	1 Beutel mit 7 g enthält 0,3 BE
Dextro Sports Liquid Gel	Wasser, Glucose, Invertzuckersirup, Citronensäure, Aroma, Farbstoff	1 Beutel mit 60 ml enthält 2,4 BE
Dextro Energy Würfel Classic	Glucose (89 %), Maltodextrin, Trennmittel, Citronensäure, Aroma	1 Täfelchen mit 5,75 g enthält 0,5 KE
Intact Traubenzucker Rolle	Glucose (89,5 %), Aroma, gehärtete Pflanzenfette, Trennmittel	1 Bonbon mit 2,35 g enthält 0,2 KE
Tex Schmelz Traubenzucker	Glucose (97 %), Citronensäure, Trennmittel, natürliches Aroma, Pflanzenfett	1 Bonbon mit 2,2 g enthält 0,2 KE

[1] z. T. berechnet anhand der Herstellerangaben

Glucose-Gele mit einem höheren Wasseranteil wie Dextro Sports Liquid Gel sind weniger zähflüssig und werden von den Patienten oft als angenehmer empfunden.

Obwohl Glucose in flüssiger Form schneller eine Hypoglykämie beheben kann, haben viele Patienten lieber Glucose in fester Form bei sich. Hierbei ist zu beachten, dass mehrere Täfelchen bzw. Traubenzuckerbonbons notwendig sind, um 20 g Glucose aufzunehmen (Tab. 2.5).

Akutkomplikation: diabetisches Koma

Man unterscheidet beim diabetischen Koma zwei Formen: Das ketoazidotische und das hyperosmolare Koma. Das diabetische Koma ist zwar bei Typ-2-Diabetes ein seltenes Ereignis, kann aber einen schweren Verlauf nehmen. Je nach Schweregrad und Form des diabetischen Komas sind mehrere klinische Parameter entgleist und eine entsprechende Therapie, wie in Tab. 2.6 aufgeführt, notwendig [19].

Spätkomplikation: diabetische Neuropathie

Die sensomotorische diabetische Polyneuropathie betrifft circa 30 % der Menschen mit Diabetes mellitus. Mit zunehmender Erkrankungsdauer und bei schlechter Stoffwechseleinstellung sind Patienten häufiger von dieser Spätkomplikation betroffen. Problematisch ist vor allem das damit assoziierte erhöhte Risiko für Amputationen, die verminderte Lebensqualität und die erhöhte Mortalität [20].

Tab. 2.6 Symptome und Therapie des diabetischen Koma

Parameter	Ketoazidotisches Koma	Hyperosmolares Koma
Symptome	Übelkeit, Erbrechen, Bauchschmerzen, Exsikkose, Hypotonie, stark vertiefte, ggf. leicht beschleunigte Atmung, Ausatemluft riecht acetonartig, Bewusstseinstrübung, Koma	Übelkeit, Erbrechen, Bauchschmerzen, schwere Exsikkose, Hypotonie, Tachykardie, Bewusstseinstrübung, Koma, Volumenmangelschock, Nierenversagen
Ursachen	Absoluter Insulinmangel (Typ-1-Diabetes, Unterbrechung der Insulintherapie), akute Begleiterkrankungen (Herzinfarkt, Pankreatitis usw.), Einnahme von Diuretika, Glucocorticoiden, SGLT-2-Inhibitoren	Infektionen Erbrechen, schwere Durchfälle exzessive Zufuhr stark zuckerhaltiger Getränke Einnahme von Diuretika, Glucocorticoiden
Laborparameter	Blutglucose meist > 250 mg/dl (> 13,9 mmol/l), arterieller pH < 7,35 oder venöser pH < 7,3, Serum-Bicarbonat < 15 mmol/l, Ketonurie oder Ketonämie	Blutglucose meist > 600 mg/dl (> 33,3 mmol/l), Hyperosmolarität des Plasmas (350–400 mosmol/l)
Therapie	Kreislaufstabilisierung mit isotoner NaCl-Lösung, Flüssigkeits- und Elektrolyt-Ausgleich, intravenöse Insulingabe zur Normalisierung der Blutglucose, Kaliumsubstitution abhängig vom Schweregrad, Bicarbonat-Gabe zur Azidose-Korrektur nur bei pH < 7,0	Kreislaufstabilisierung mit isotoner NaCl-Lösung, Flüssigkeits- und Elektrolyt-Ausgleich, intravenöse Insulingabe zur Normalisierung der Blutglucose, Kaliumsubstitution abhängig vom Schweregrad

Typische **Symptome** sind brennende Schmerzen, elektrisierende Empfindungsstörungen, Parästhesien und Hyperästhesien. Oft treten neuropathische Schmerzen verstärkt in der Nacht auf. Meist klagen die Betroffenen vor allem in den Füßen über Missempfindungen. Bei der Diagnosestellung fallen ein vermindertes Druck- und Berührungsempfinden an den Füßen auf, die Temperaturwahrnehmung ist verändert und die Muskelreflexe sind reduziert. Diese Beschwerden der diabetischen Neuropathie führen oftmals zu einem **diabetischen Fußsyndrom**, welches zusätzlich durch schlecht heilende Wunden gekennzeichnet ist und bis zur Amputation führen kann.

Bei einer unklaren Ätiologie kann eine **Labordiagnostik** Aufschluss geben. Hierbei sollten folgende Parameter analysiert werden: Vitamin B_{12}, Folsäure, Kreatinin, TSH, Blutsenkungsgeschwindigkeit, ALT, Gamma-GT. Bei langjähriger Metformintherapie kann sich beispielsweise ein Vitamin-B_{12}-Mangel entwickeln, der gemäß ▶ Kap. 4 behoben werden sollte [20].

Wenn die Diagnose schmerzhafte diabetische Polyneuropathie gestellt wird, ist eine adäquate Schmerztherapie erforderlich. Die Therapie kann die Symptome lindern, jedoch nicht die Ursache (Nervenschädigung durch jahrelange unzureichende glykämische Kontrolle) beheben. Zur Prävention des diabetischen Fußsyndroms sind neben der Schmerztherapie eine regelmäßige podologische Untersuchung und die Versorgung mit geeigneten Schuhen notwendig.

Die Schmerztherapie sollte so früh wie möglich beginnen. Sie dient nicht nur der Schmerzlinderung, sondern auch der Verbesserung der Schlafqualität, der Mobilität und der Lebensqualität. Die Wirksamkeit der analgetischen Therapie sollte nach frühestens zwei Wochen beurteilt werden. Die Dosis sollte stets individuell titriert werden, wobei die minimale wirksame Dosierung angestrebt werden sollte. Die Analgetikatherapie sollte unter Beachtung der Komorbiditäten und Kontraindikationen ausgewählt werden. Durch die Schmerzlinderung sollten die Patienten die Schmerzen als erträglich empfinden, eine völlige Schmerzfreiheit kann häufig nicht erreicht werden.

Zur **Schmerztherapie** bei diabetischer Polyneuropathie sind folgende Substanzen zugelassen [20]:
- **Antidepressiva**: Amitriptylin, Clomipramin, Imipramin, Nortriptylin, Duloxetin,
- **Antikonvulsiva**: Gabapentin, Pregabalin, Carbamazepin,
- **Nichtopioid-Analgetika**: Paracetamol (zeitlich begrenzt, maximal 12 Wochen), Novaminsulfon (labormedizinisches Monitoring der Granulozyten erforderlich),
- **Opioid-Analgetika**: Alle Opioide sind bei starken Schmerzen Analgetika der Wahl.

> **UPDATE**
>
> Die diabetische Polyneuropathie beschränkt sich meist nicht auf die Füße, sondern kann auch das Herz (kardiale autonome Neuropathie) und die Verdauung sowie die Miktion betreffen.

Die **kardiale autonome diabetische Neuropathie** äußert sich vor allem durch orthostatische Hypotonien, Schwindelanfälle und unklare Tachykardien. Zur Diagnostik wird die Herzfrequenzvariabilität überprüft und ein Orthostase-Test durchgeführt.

Bei Vorliegen einer kardialen autonomen diabetischen Neuropathie ist darauf zu achten, dass die häufig komorbid vorhandene Hypertonie mit adäquaten Antihypertonika behandelt wird. Zu bevorzugen sind folgende Arzneimittel [20]:
- ACE-Hemmer („Prile" wie Ramipril),
- Angiotensin-1-Rezeptorantagonisten („Sartane" wie Candesartan),
- kardioselektive Betablocker ohne intrinsische sympathomimetische Aktivität (z. B. Metoprolol).

Weiterhin können Digoxin und Verapamil bei entsprechender Indikation eingesetzt werden. Die Patienten sollten zu körperlicher Aktivität im Rahmen ihrer Möglichkeiten angehalten werden. Auch das Tragen von Kompressionsstrümpfen kann die Orthostase-Probleme vermindern [19].

Bei **diabetischer Gastroparese** kann eine Umstellung der Ernährung auf mehrere kleine Mahlzeiten am Tag die Beschwerden lindern, welche durch die verzögerte Magenentleerung entstehen. Auch gründliches Kauen fester Nahrungsmittel und eine aufrechte Haltung mindestens 30 Minuten nach einer Mahlzeit können das Völlegefühl und die Übelkeit vermindern. Wenn diese nichtmedikamentösen Maßnahmen nicht ausreichend wirksam sind, können Metoclopramid oder Domperidon angewendet werden. Beide Arzneistoffe sind jedoch nicht als Dauertherapie geeignet, sondern sollen maximal 5–7 Tage am Stück eingenommen werden. Die verzögerte Magenentleerung ist nicht nur unangenehm für den Patienten, sondern erschwert auch die glykämische Kontrolle. Bei einer Insulintherapie ist häufig eine Dosisreduktion um 25 % erforderlich und es kann notwendig sein, dass der Spritz-Ess-Abstand entfällt. Bei einzelnen Patienten kann eine Umstellung auf kurzwirksame Insulinanaloga die glykämische Kontrolle verbessern [20].

Die autonome diabetische Neuropathie kann außerdem den Urogenitaltrakt betreffen, sodass Patienten mit Diabetes mellitus vergleichsweise häufig unter **Miktionsbeschwerden** leiden. Bei Frauen kann ein Verhaltenstraining sinnvoll sein. Bei Männern ist bei benigner Prostatahyperplasie und Restharnbildung die Therapie mit selektiven Alpha-1-Blockern (z. B. Tamsulosin, Doxazosin, Alfuzosin, Terazosin) angezeigt.

Die diabetische Neuropathie kann sich außerdem als **erektile Dysfunktion** äußern, die wiederum zur verminderten Lebensqualität beiträgt. Als Mittel der Wahl werden bei Ausschluss von Kontraindikationen Phosphodiesterase-5-Inhibitoren (z. B. Sildenafil, Vardenafil, Tadalafil) verordnet. Diese gelten auch bei diabetischer Neuropathie als Lifestyle-Arzneimittel und werden nicht von Krankenkassen erstattet.

Spätkomplikation: diabetische Nephropathie

Eine Nierenerkrankung entwickeln circa 20–40 % der Menschen mit Diabetes mellitus. Der Funktionsverlust der Niere macht oftmals eine Nierenersatztherapie (Dialyse) notwendig, welche die Lebensqualität der Patienten stark beeinträchtigt [21].

Patienten, bei denen eine Albuminurie nachweisbar ist, haben ein deutlich erhöhtes kardiovaskuläres Risiko. Umgekehrt erhöhen Übergewicht, Fettstoffwechselstörungen und Hypertonie das Risiko, eine Nierenerkrankung zu entwickeln. Vor diesem Hintergrund ist es umstritten, ob Patienten mit Diabetes mellitus generell auf eine Albuminurie gescreent werden sollten oder ob dies nur bei gleichzeitig vorliegenden Risikofaktoren erfolgen sollte [21]. Zum Screening auf Albuminurie wird in der Regel der **Albumin-Kreatinin-Quotient** (AKR; Albumin-Kreatinin-Ratio) herangezogen. Ein AKR > 30 mg/g bei Frauen und > 20 mg/g bei Männern bedarf einer weitergehenden Diagnostik.

> **UPDATE**
>
> Übergewicht, Fettstoffwechselstörungen und Hypertonie erhöhen das Risiko für eine Nierenerkrankung, andersherum steigert eine Albuminurie das kardiovaskuläre Risiko.

Bestätigt sich der Verdacht auf eine Nierenschädigung, ist vor allem eine Intensivierung der Therapie der Komorbiditäten angezeigt.

Nephroprotektive Maßnahmen
- Röntgenkontrastmittel meiden,
- nichtsteroidale Analgetika und Mischanalgetika vermeiden,
- Harnwegsinfektionen müssen antibiotisch behandelt werden,
- Überprüfung, ob die Pharmakotherapie bei eingeschränkter Nierenfunktion angepasst werden muss (z. B. Dosisanpassungen, Umstellung auf andere Wirkstoffklassen).

Zahlreiche Antidiabetika sind bei eingeschränkter Nierenfunktion (eGFR < 60 ml/min/1,73 m^2) kontraindiziert. Die verminderte Ausscheidung der Arzneistoffe bei Niereninsuffizienz führt zu einem erhöhten Risiko für Hypoglykämien, sodass die glykämische Kontrolle erschwert wird. Eine Umstellung auf eine **Insulintherapie** kann hier Abhilfe schaffen.

> **UPDATE**
>
> Viele Arzneimittel sind bei Nierenerkrankungen kontraindiziert, so auch viele orale Antidiabetika.

Für die Nephroprotektion ist die Therapie der **Hypertonie** mit einem Zielblutdruck von 140/80 mmHg wichtiger als die glykämische Kontrolle. Zur Hypertonie-Therapie sollten in erster Linie **ACE-Hemmer** eingesetzt werden, da diese die Progression der Nierenfunktionsstörung hemmen. Bei Unverträglichkeit von ACE-Hemmern können auch Angiotensin-1-Rezeptorantagonisten angewandt werden. Da ein Zielblutdruck von 140/80 mmHg mit einer Monotherapie oftmals nicht erreicht wird, kann eine Kombination mit Diuretika erfolgen (Thiazide, bei stärker eingeschränkter Nierenfunktion Schleifendiuretika). Auch langwirksame Calciumantagonisten und Betablocker können in der Kombinationstherapie eingesetzt werden.

Zur Behandlung einer **Fettstoffwechselstörung** werden in der Regel **Statine** eingesetzt. Sinkt die eGFR unter 50 ml/min/1,73 m^2 ist bei Simvastatin, Rosuvastatin und Lovastatin eine Dosisanpassung erforderlich. Bei terminaler Niereninsuffizienz konnte durch eine Fortführung der Statintherapie die Mortalität nicht reduziert werden, wohingegen ein Absetzen des Statins in der terminalen Phase oft mit einer verbesserten Lebensqualität einherging.

Patienten mit Nierenerkrankungen leiden häufig unter einem **Restless-Legs-Syndrom**. Dieses ist durch quälende Parästhesien der Beine und Bewegungsdrang, der vor allem in den Abend- und Nachtstunden ausgeprägt ist, gekennzeichnet. Durch die Bewegung verbessern sich die Beschwerden, allerdings ist der Schlaf gestört. Als Therapie der ersten Wahl kommen L-Dopa und Dopaminagonisten zum Einsatz.

Wenn die glomeruläre Filtrationsrate unter 30 ml/min/1,73 m^2 sinkt, sollten die Patienten über eine **Nierenersatztherapie** aufgeklärt und die notwendigen Vorbereitungen getroffen werden. Je nach Lebenssituation und Risikofaktoren wird schließlich eine Peritonealdialyse oder eine Hämodialyse eingeleitet. Ehe die Patienten dialysepflichtig werden, sollten sie in einem Transplantationszentrum vorgestellt werden und möglichst durch eine **Transplantation** die Morbidität und Mortalität reduziert werden [21].

Spätkomplikation: Netzhautschäden

Eine weitere mikrovaskuläre Spätkomplikation des Diabetes mellitus ist die diabetische Retinopathie und Makulopathie. Ursächlich verantwortlich sind Schädigungen der Blutgefäße im Auge. Die erhöhte Kapillarpermeabilität, Gefäßproliferationen und eine Ischämie der Gefäße können zu Glaskörperblutungen, Netzhautablösungen oder Erblindung aufgrund ausgeprägter Ödembildung führen. Auch ohne Erblindung kann der Visusverlust zu einem Verlust der KFZ-Eignung führen oder das Lesen normaler Schriftgröße unmöglich machen [22].

> **UPDATE**
>
> Zur Vorbeugung einer diabetischen Retinopathie sind eine gute Stoffwechseleinstellung und Blutdruckkontrolle notwendig ebenso wie 1–2 jährliche Augenuntersuchungen.

Da morphologische Veränderungen meist vor einer merkbaren Verschlechterung des Sehvermögens auftreten, sollten Menschen mit Diabetes mellitus regelmäßig eine Augenuntersuchung durchführen lassen (in Abhängigkeit vom Risiko alle 1–2 Jahre). Bei Symptomen, die neu auftreten, wie Sehverschlechterung, Verschwommensehen und „Rußregen" vor den Augen sollte in absehbarer Zeit eine augenärztliche Abklärung erfolgen [22].

Zur Prävention der diabetischen Retinopathie ist wiederum eine gute Blutdruckkontrolle und Stoffwechseleinstellung erforderlich. Bei der Behandlung der diabetischen Retinopathie wird zwischen nichtproliferativer und proliferativer Erkrankung unterschieden.

Bei der **nichtproliferativen diabetischen Retinopathie** wird, wenn die Fovea nicht mitbetroffen ist, zunächst abgewartet oder eine fokale Laserkoagulation durchgeführt. Bei Foveabeteiligung erfolgt eine intravitreale operative Medikamenteneingabe von VEGF-Inhibitoren oder Glucocorticoiden.

Die **proliferative diabetische Retinopathie** wird hingegen in jedem Fall behandelt, in der Regel mit einer panretinalen Laserkoagulation.

Patienten, die mit einer normalen Sehhilfe nicht mehr in der Lage sind zu lesen, sollte die Versorgung mit vergrößernden Sehhilfen angeboten werden [22].

Pharmazeutische Betreuung

PRAXISBEISPIEL
Der 55-jährige G. M. kommt mit einem Rezept über Dapagliflozin/Metformin 5/850 mg N2 in die Apotheke. Er ist ziemlich verunsichert, ob das Medikament ihm helfen kann. Bisher hat er zweimal täglich 850 mg Metforminhydrochlorid eingenommen. Außerdem spritzt er morgens 12 IE und abends 8 IE Insulin glargin – die ausschließlich abendliche Gabe von Insulin glargin (BOT – basalunterstützte orale Therapie) war für ihn nicht geeignet. Mit seinen Blutzuckerwerten und auch mit dem HbA_{1c}-Wert von 6,9 % (52 mmol/mol) ist er eigentlich zufrieden. Allerdings versucht er schon lange vergeblich, sein Körpergewicht zu reduzieren (110 kg bei 1,80 cm Körpergröße). Hierfür hat ihm seine Ärztin nun das Kombinationsarzneimittel verordnet. Er fragt sich, ob das wirklich die Gewichtsreduktion unterstützen kann. Außerdem hat er Angst, dass er schwere Hypoglykämien bekommt.

Zusätzlich zur Information und Beratung des Patienten beinhaltet die Pharmazeutische Betreuung das Führen einer Patientendatei, welche eine kontinuierliche Begleitung des Patienten erleichtert [23].

Im Idealfall wird die Patientendatei bei jedem Kontakt mit Herrn G. M. aktualisiert. Zusatzmodule in der Apotheken-Software bieten oftmals die Möglichkeit, die Patientendatei elektronisch zu führen. Wenn alle Arzneimittel, die der Patient in der Apotheke erhält, auf seiner Kundenkarte gespeichert werden, sind diese automatisch in der Patientendatei hinterlegt.

Für eine Pharmazeutische Betreuung ist es wichtig, dass zusätzlich beispielsweise folgende Parameter hinterlegt werden:
- Alter, Geschlecht, Allergien bzw. Unverträglichkeiten des Patienten,
- Dosierung der verordneten oder im Rahmen der Selbstmedikation eingenommenen Arzneimittel,
- patientenindividuelle Daten wie BMI und Laborparameter soweit vorhanden.

Um festzustellen, ob Herrn G. M. wichtige Hinweise zur Hypoglykämie gegeben werden können, ist zunächst eine Medikationsanalyse sinnvoll. Hierbei können die Arbeitshilfen der Bundesapothekerkammer Anwendung finden [24].

Die Medikationsdatei von Herrn G. M. lässt ein theoretisch erhöhtes Risiko für schwere Hypoglykämien erkennen (Tab. 2.7).

Unter der Therapie mit Insulin glargin und Metformin hatte Herr G. M. mit der aktuellen Dosierung nur selten eine leichte Hypoglykämie. Als er anfangs die vollständige Insulindosis zur Nacht appliziert hat, kam es jedoch zweimal zu einer schweren Hypoglykämie, welche er seither fürchtet. Problematisch ist, dass Herr G. M. durch die abendliche Einnahme von Bisoprolol eine verminderte Hypoglykämiewahrnehmung hat. Typische adrenerge Symptome wie Herzrasen können ihn nicht auf eine drohende Hypoglykämie aufmerksam machen.

> **UPDATE**
>
> Betablocker vermindern die Wahrnehmung einer Hypoglykämie, deshalb sollten Patienten im Rahmen der Pharmazeutischen Betreuung auf veränderte Symptome hingewiesen werden.

Im Rahmen der Pharmazeutischen Betreuung werden mit Herrn G. M. folgende Punkte besprochen:
- Veränderte Hypoglykämiewahrnehmung unter Betablocker-Therapie: Beim Absinken des Blutzuckerspiegels wird Adrenalin und Noradrenalin freigesetzt, um aus dem Glykogenspeicher Glucose freizusetzen. Dies ist mit typischen Symptomen wie Zittern, Herzrasen und Schwitzen verbunden. Unter Betablocker-Therapie ist die Weiterleitung der adrenergen Erregung herabgesetzt, sodass Zittern und Herzrasen kaum auftreten, das Schwitzen (kalter Schweiß) kann jedoch verstärkt sein. Darauf sollte der Patient daher besonders achten.
- Mögliche Verstärkung der blutdrucksenkenden Wirkung durch Dapagliflozin: Der Wirkstoff verstärkt die Ausscheidung von Glucose, Natrium und Wasser mit dem Urin. Dieser diuretische Effekt kann die Wirkung von Antihypertonika verstärken. Der Blutdruck sollte daher vom Patienten anfangs häufiger auch selbst gemessen werden.

◘ Tab. 2.7 Medikationsdatei von Herrn G. M.

Medikament	VO/SM	Dosierung[1]	Anwendungsgrund[1]	Anmerkungen
Insulin glargin 100 IE/ml (Lantus®)	VO	12 IE–0–8 IE	Typ-2-Diabetes	Hohes Hypoglykämierisiko
Dapagliflozin/Metformin 5/850 mg (Xigduo®)	VO	1–0–1	Typ-2-Diabetes, Gewichtsreduktion	In Kombination mit Insulin erhöhtes Hypoglykämierisiko
Ramipril 5 mg	VO	1–0–0	Bluthochdruck	–
Bisoprolol 1,25 mg	VO	0–0–1	Herzrasen	Erhöhtes Hypoglykämierisiko, verminderte Hypoglykämiewahrnehmung
Simvastatin 40 mg	VO	0–0–1	Blutfettwerte	–
Allopurinol 100 mg	VO	1–0–0	Harnsäure	–
Ibuprofen 400 mg	SM	Bei Bedarf	Schmerzen	Wie häufig ist „bei Bedarf"?

[1] Laut Angaben des Patienten,
VO: ärztlich verordnet, SM: Selbstmedikation

- Hypoglykämien durch die Therapieumstellung: Dapagliflozin verursacht in der Monotherapie nicht häufiger schwere Hypoglykämien als Placebo. Gerade zu Beginn der Therapie sollte Herr G. M. dennoch seine Blutzuckerwerte häufiger bestimmen, um drohende Hypoglykämien frühzeitig zu erkennen.
- Ibuprofen: Mit Herrn G. M. sollte abgeklärt werden, wie häufig er Ibuprofen benötigt. Die regelmäßige Einnahme von Ibuprofen empfiehlt sich für ihn nicht, da dies die Nierenfunktion beeinträchtigen und den Blutdruck erhöhen kann.

Von der Therapie mit Dapagliflozin kann Herr G. M. durchschnittlich maximal eine Gewichtsreduktion von 2–3 kg Körpergewicht erwarten. Im Rahmen der Pharmazeutischen Betreuung sollte ein Follow-up-Telefonat innerhalb von 3–7 Tagen nach dem Gespräch stattfinden. Dieses dient dazu, arzneimittelbezogene Probleme frühzeitig zu erkennen. In weiteren regelmäßigen Betreuungsgesprächen sollte beispielsweise eine Gerätekontrolle des Insulinpens, eine Beratung zur Gewichtsreduktion sowie eine Erhebung von Fußproblemen stattfinden.

Literatur

[1] Berkowitz SA, Krumme AA, Avorne J et al. Initial choice of oral glucose-lowering medication for diabetes mellitus. A patient-centered comparative effectiveness study. JAMA Intern Med, 174 (12): 1955–1962, 2014

[2] Bundesärztekammer (BÄK), Kassenärztliche Bundesvereinigung (KBV), Arbeitsgemeinschaft der Wissenschaftlichen Medizinischen Fachgesellschaften (AWMF). Nationale Versorgungsleitlinie Therapie des Typ-2-Diabetes – Langfassung, 1. Aufl., Version 4.2013, zuletzt geändert: November 2014. www.dm-therapie.versorgungsleitlinien.de (Zugriff 26.11.2015)

[3] Fachinformationen der Hersteller, Stand Dezember 2015

[4] Gu S, Shi J, Tang Z et al. Comparison of glucose lowering effect of metformin and acarbose in type 2 diabetes mellitus: a meta-analysis. PloS One, 10 (5): e0126704, 2015

[5] Garber AJ, Duncan TG, Goodman AM et al. Efficacy of metformin in type II diabetes: results of a double-blind, placebo-controlled, dose-response trial. Am J Med, 103: 491–497, 1997

[6] Hemmingsen B, Lund SS, Gluud C et al. Targeting intensive glycaemic control versus targeting conventional glycaemic control for type 2 diabetes. Cochrane Database Syst Rev, (6): CD008143, 2011

[7] Institut für Qualität und Wirtschaftlichkeit im Gesundheitswesen. Lixisenatid – Nutzenbewertung gemäß § 35a SGB V. Dossierbewertung A13–11. www.iqwig.de/download/A13–11_Lixisenatid_Kurzfassung_Nutzenbewertung-35a-SGB-V.pdf (Zugriff 17.12.2015)

[8] Fiorentino TV, Sesti G. Lessons learned from cardiovascular outcome clinical trials with dipeptidyl peptidase 4 (DPP-4) inhibitors. Endocrine 2015 (Epub ahead of print)

[9] Elashoff M, Matveyenko AV, Gier B et al. Pancreatitis, pancreatic, and thyroid cancer with glucagon-like peptide-1-based therapies. Gastroenterology, 141 (1):150–156, 2011

[10] Singh S, Chang HY, Richards TM et al. Glucagon-like peptide-1-based therapies and risk of hospitalization for acute pancreatitis in type 2 diabetes mellitus: a population-based matched case-control study. JAMA Intern Med, 173 (7): 534–539, 2013

[11] Thomsen RW, Pedersen L, Moller N et al. Increatin-based therapy and risk of acute pancreatitis: a nationwide population-based case-control study. Diabetes Care, 38 (6): 1089–1098, 2015

[12] Li L, Shen J, Bala MM et al. Incretin treatment and risk of pancreatitis in patients with type 2 diabetes mellitus: systematic review and meta-analysis of randomised and non-randomised studies. BMJ, 348: g2366, 2014

[13] Institut für Qualität und Wirtschaftlichkeit im Gesundheitswesen. Gliptine: IQWiG bewertet nachgereichte Herstellerdaten. Studien zu Sitagliptin auch für Fixkombination Sitagliptin/Metformin aussagekräftig. www.iqwig.de (Zugriff 25.12.2015)

[14] Bojunga J, Schölmerich J. SGLT2-Inhibitoren. Eine neue Substanzklasse zur Behandlung des Typ-2-Diabetes. Arzneimitteltherapie, 33: 137–145, 2015

[15] U. S. Food and Drug Administration. FDA Drug Safety Communication: FDA revises labels of SGLT2 inhibitors for diabetes to include warnings about too much acid in the blood and serious urinary tract infections. www.fda.gov/Drugs/DrugSafety/ucm475463.htm (Zugriff 26.12.2015)

[16] Informationsbrief der Firmen AstraZeneca AB, Boehringer Ingelheim International GmbH und Janssen-Cilag International N. V. Informationsbrief zu SGLT-2-Inhibitoren: Risiko einer diabetischen Ketoazidose (Juli 2015). www.bfarm.de/SharedDocs/Risikoinformationen/Pharmakovigilanz/DE/RHB/2015/info-sglt2.html (Zugriff 26.12.2015)

[17] Holstein A, Patzer OM, Machalke K et al. Substantial increase in incidence of severe hypoglycemia between 1997–2000 and 2007–2010: a German longitudinal population-based study. Diabetes Care, 35 (5): 972–975, 2012

[18] Diabetesinformationsdienst München. Erste-Hilfe-Schema bei Hypoglykämien (Unterzuckerung). www.diabetesinformationsdienst-muenchen.de/service/download/index.html (Zugriff 31.12.2015)

[19] Nyenwe EA, Kitabchi AE. Evidence-based management of hyperglycemic emergencies in diabetes mellitus. Diabetes Res Clin Pract, 94 (3): 340–351, 2011

[20] Bundesärztekammer (BÄK), Kassenärztliche Bundesvereinigung (KBV), Arbeitsgemeinschaft der Wissenschaftlichen Medizinischen Fachgesellschaften (AWMF). Nationale Versorgungsleitlinie Neuropathie bei Diabetes im Erwachsenenalter – Langfassung, 1. Aufl., Version 4. 2011, zuletzt geändert: Januar 2015. www.dm-neuropathie.versorgungsleitlinien.de (Zugriff 26.12.2015)

[21] Bundesärztekammer (BÄK), Kassenärztliche Bundesvereinigung (KBV), Arbeitsgemeinschaft der Wissenschaftlichen Medizinischen Fachgesellschaften (AWMF). Nationale Versorgungsleitlinie Nierenerkrankungen bei Diabetes im Erwachsenenalter – Langfassung, 1. Aufl., Version 6. 2010, zuletzt geändert: September 2015. www.dm-nierenerkrankungen.versorgungsleitlinien.de (Zugriff 26.12.2015)

[22] Bundesärztekammer (BÄK), Kassenärztliche Bundesvereinigung (KBV), Arbeitsgemeinschaft der Wissenschaftlichen Medizinischen Fachgesellschaften (AWMF). Nationale Versorgungsleitlinie Prävention und Therapie von Netzhautkomplikationen bei Diabetes – Langfassung, 2. Aufl. Version 1. 2015. www.netzhautkomplikationen.versorgungsleitlinien.de (Zugriff 26.12.2015)

[23] Bundesapothekerkammer. Leitlinie der Bundesapothekerkammer zur Qualitätssicherung. Information und Beratung des Patienten bei der Abgabe von Arzneimitteln – Erst- und Wiederholungsverordnung im Rahmen der Pharmazeutischen Betreuung. Stand 06.05.2008. www.abda.de/fileadmin/assets/Praktische_Hilfen/Leitlinien/Pharmazeutische_Betreuung/LL_Info_Beratung_Rezept_PB.pdf (Zugriff 31.12.2015)

[24] Bundesapothekerkammer. Leitlinien. Leitlinien und Arbeitshilfen. Medikationsanalyse. www.abda.de/themen/apotheke/qualitaetssicherung0/leitlinien/leitlinien0/ (Zugriff 31.12.2015)

3 Geräte

Marcus Lautenschläger

Patienten mit Diabetes mellitus Typ 1 und Typ 2 benötigen oft eine Reihe von Geräten, um ihre Erkrankung selbst zu managen. Hierzu zählen beispielsweise Blutzuckermessgerät mit Stechhilfe und passenden Lanzetten, Insulinpens mit geeigneten Penkanülen sowie Insulinspritzen. Vor allem bei Typ-1-Diabetes kommen auch Insulinpumpen zum Einsatz. Die Geräte weisen zum Teil große Unterschiede auf. Daher sollte die Geräteauswahl immer individuell erfolgen und auf die Bedürfnisse sowie Fähigkeiten der Patienten abgestimmt sein.

So könnte die Patiententasche eines Diabetikers aussehen (o Abb. 3.1): Stechhilfe (1), Blutzuckerteststreifen (2), Blutzuckermessgerät (3), Applikationshilfen – Pens (4) und U-100-Spritzen (5) – sowie sterile Lanzetten und Penkanülen (6) sollten von insulinpflichtigen Diabetikern stets mitgeführt werden. Traubenzucker (7) sollte im Fall einer Hypoglykämie verfügbar sein, die standardisierte Glucose-Kontrolllösung (8) sollte bei Anbruch einer neuen Packung Teststreifen, bei unklaren Messergebnissen oder nach langer Nichtbenutzung des Geräts verwendet werden.

Diese Utensilien werden im folgenden Kapitel vorgestellt und Unterschiede für patientenspezifische Anforderungen aufgezeigt.

Stechhilfen

Die mehrmals tägliche Gewinnung von Blut bereitet vielen insulinpflichtigen Diabetikern Schmerzen und schmälert so die Bereitschaft, die Blutglucosekonzentration regelmäßig zu bestimmen. Dies hat direkten Einfluss auf die Qualität der Therapie des Diabetes und kann durch die Wahl eines geeigneten Hilfsmittels verbessert werden.

Stechhilfen dienen zur Entnahme von Kapillarblut, um den Blutzuckerspiegel zu bestimmen. Diese Hilfsmittel werden mit einer sterilen Lanzette bestückt und durch einen Federmechanismus ausgelöst. Es stehen diverse Produkte von verschiedenen Herstellern zur Auswahl. Bei modernen Stechhilfen kann die Einstechtiefe reguliert werden, um eine möglichst schmerzfreie Punktion zu gewährleisten. Dies stellt vor allem für Kinder und Jugendliche sowie schmerzempfindliche insulinpflichtige Diabetiker ein Hauptaugenmerk dar. Weitere Vorteile einer Stechhilfe sind die einfache Handhabung (Bestücken, Spannen, Auslösen) sowie der hygienische und gefahrfreie Umgang mit Lanzetten.

> **Die richtige Stechtechnik**
> Die richtige **Stechtechnik** ist Grundvoraussetzung für eine schmerzarme Punktion. Die Fingerbeere ist dabei die bevorzugte Stelle, da diese gut durchblutet wird und somit schnell Veränderungen des Blutzuckerspiegels messbar sind. Der Finger sollte vor der Punktion gewaschen und leicht massiert werden. Eine Desinfektion ist in der Regel nicht nötig, wenn die Hände vor der Punktion gewaschen werden. Der seitliche Einstich in die Fingerbeere ist wesentlich schmerzärmer als eine Punktion von vorne bzw. oben. Weitere Körperstellen zur Blutgewinnung sind das Ohrläppchen oder die Unterseite des Oberarms. Nach dem Einstich sollte das Blut nicht herausgepresst, sondern durch sanften Druck ein Blutstropfen gebildet werden, da Gewebeflüssigkeit die Blutzuckermessung verfälschen kann.

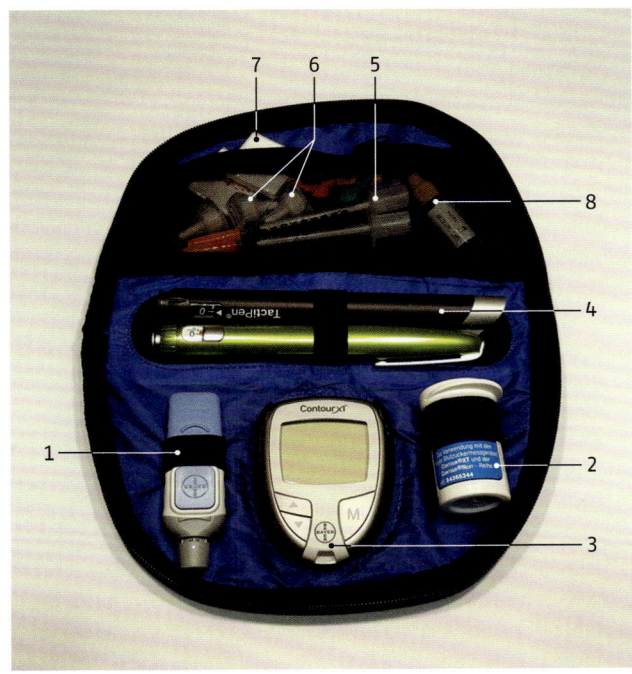

o **Abb. 3.1** Patiententasche eines insulinpflichtigen Diabetikers

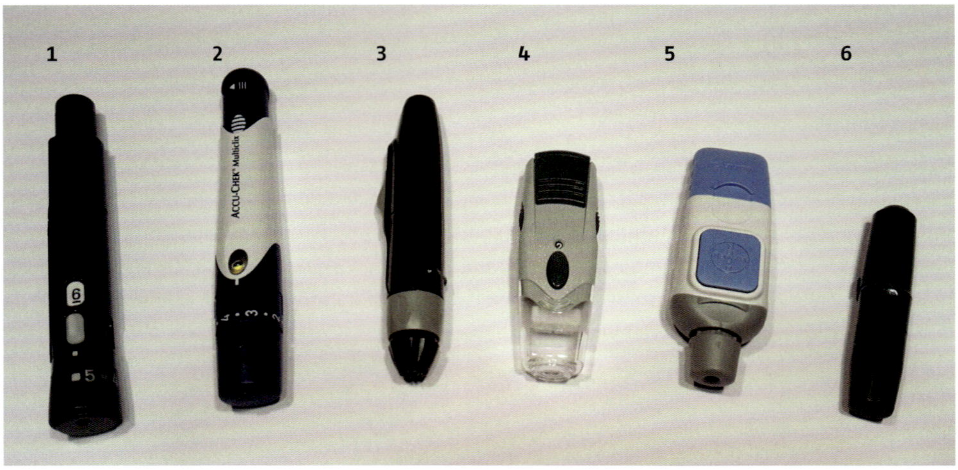

Abb. 3.2 Auswahl verschiedener Varianten von Stechhilfen. **1** Accu-Chek® FastClix, **2** Accu-Chek® Multiclix, **3** FreeStyle Stechhilfe II, **4** FreeStyle Stechhilfe, **5** Microlet® 2, **6** Trueyou Stechhilfe

> **UPDATE**
>
> Moderne Stechhilfen besitzen eine abgestufte Stechtiefenregulierung für eine schmerzarme Punktion. Sie werden mit einer Lanzette oder einem Lanzettenrevolver mit mehreren Lanzetten bestückt.

Die meisten Lanzettiergeräte werden mit einer einzelnen Lanzette bestückt und erinnern in Form und Größe an einen Füllfederhalter (Abb. 3.2). Weiterhin sind wesentlich kompaktere Stechhilfen, wie die LifeScan OneTouch Delica® oder die Microlet® 2 von Bayer, auf dem Markt. Bei der Auswahl ist auf patientenspezifische Anforderungen zu achten. So gibt es Modelle mit **großem**, farblich deutlich abgesetztem **Auslöseknopf** für Patienten mit eingeschränkter Sehkraft. Kompakte Modelle sind vor allem für Berufstätige, Kinder und Jugendliche interessant, da sie einfacher und diskreter mitgeführt werden können. Das Bestücken, Spannen und Auslösen der Stechhilfe erscheint meist trivial, ist aber gerätespezifisch unterschiedlich und sollte mit dem Patienten geübt werden, um einen reibungslosen Umgang im Alltag zu gewährleisten.

Je geringer die Einstichtiefe, desto schmerzärmer ist die Punktion. Schlechte Durchblutung sowie verdickte Hornhaut an der Einstichstelle machen allerdings einen tieferen Einstich notwendig. Die Einnahme von Antikoagulanzien sollte kein Problem darstellen, solange die Einstichtiefe möglichst gering gehalten wird. Eine moderne Stechhilfe sollte auf jeden Fall die Möglichkeit einer **Stechtiefenregulierung** bieten, um eine möglichst schmerzarme Punktion zu gewährleisten. Lanzetten sind **sterile Einmalartikel** und sollten nach jeder Punktion gewechselt werden, um Schmerzen beim Einstich sowie Infektionen vorzubeugen. **Lanzetten mit Facettenschliff** gelten als besonders schmerzarm.

Die Hersteller der Stechhilfen bieten eigene Lanzetten an, aber es sind auch Universallanzetten von diversen Herstellern erhältlich, die mit den meisten Stechhilfen kompatibel sind, z. B.

- BD Micro-Fine™ + Lanzetten (in 30G und 33G) – nicht passend für Stechhilfen von Roche und Berlin-Chemie,
- GlucoCheck® Universal Lanzetten (28G) – für die meisten gängigen Stechhilfen,

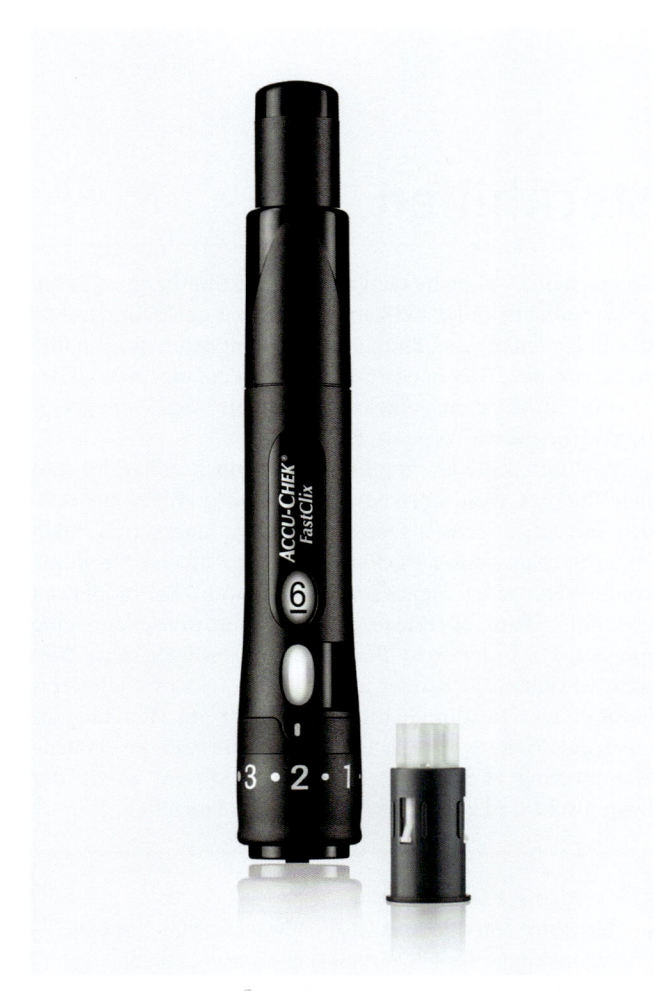

Abb. 3.3 Accu-Chek® FastClix: fortschrittliche Stechhilfe mit Lanzettenrevolver

Eine Stechhilfe bietet insulinpflichtigen Diabetikern die Möglichkeit, patientengerecht und schmerzarm Blut zu gewinnen. Beim Kauf eines Blutzuckermessgeräts ist oft schon die firmeneigene Stechhilfe vorhanden. Diese kann bei Bedarf aber auch separat erworben werden.

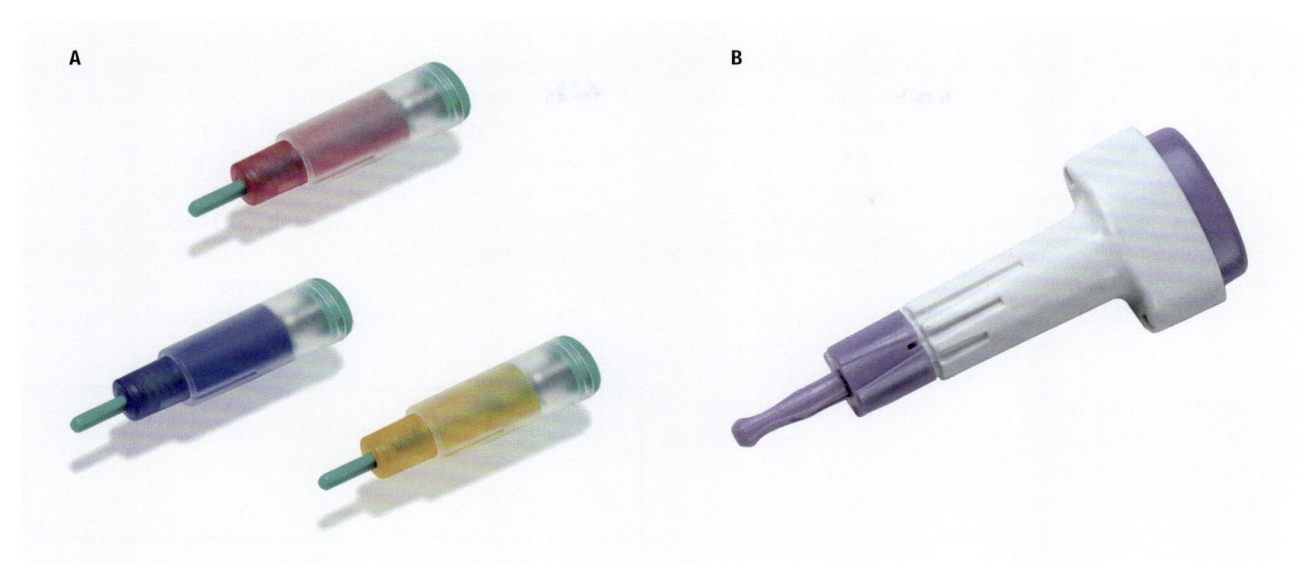

Abb. 3.4 A Solofix® Safety Blutlanzetten, B Accu-Chek® Safe-T-Pro Plus

- Alpha 1 Diagnostik Lanzetten (30G) – geeignet für VG-Ratio-, VG-Check-, A1D2-, Alpha-GDH- und andere Stechhilfen.

Die Stechhilfe Accu-Chek® FastClix der Firma Roche (Abb. 3.3) besitzt einen Lanzettenrevolver mit sechs Lanzetten. Spann- und Auslösemechanismus werden durch einen Knopfdruck ausgelöst und die Lanzette kann durch einen Hebel einfach gewechselt werden. Diese Stechhilfe ist durch den einfachen Spann-/Auslöse- und Wechselmechanismus und sechsmaligen Gebrauch bis zum Wechsel des Lanzettenrevolvers (etwa ein Tagesbedarf) gut geeignet für motorisch eingeschränkte Patienten und praktisch für die Blutgewinnung in alltäglichen Situationen. Die Stechtiefenregulierung bietet mit 11 Abstufungen eine feine Abstimmung auf patientenspezifische Bedürfnisse und potenziell infektiöser Abfall fällt erst beim Wechsel des Revolvers an. Diese fortschrittliche Stechhilfe kann dazu beitragen, dass Lanzetten regelmäßiger gewechselt werden und die Blutgewinnung im Alltag schnell und diskret abläuft.

Sterile **Sicherheitslanzetten** bzw. Safety-Lanzetten (Abb. 3.4), welche ohne Stechhilfe zu benutzen sind, sind optimal geeignet für die Verwendung in Arztpraxen, bei der stationären Versorgung im Krankenhaus und bei der Blutglucosemessung in der Apotheke. Jede Lanzette kann nur einmal verwendet werden und es besteht keine Infektionsgefahr durch kontaminierte Stechhilfen. Safety-Lanzetten sind in verschiedenen Stärken (28G bis 18G) erhältlich und verfügen über einen automatischen Lanzettenrückzug, welcher direkt nach der Punktion für eine gefahrfreie und hygienische Handhabung sorgt. Die Accu-Chek® Safe-T-Pro Plus Sicherheitslanzette bietet zusätzlich eine einstellbare Stechtiefe.

Blutzuckermessgeräte

Für die Bestimmung der Glucosekonzentration im Blut nutzt man biochemische Reaktionen. Dabei reagiert die Glucose aus dem Blut mit Reagenzien auf dem Teststreifen (z. B. Glucose-Dehydrogenase). Es entstehen Reaktionsprodukte, deren Menge bzw. Farbintensität von einem eingebauten Photometer oder aufgrund ihrer elektrischen Ladung durch Messelektroden im Blutzuckermessgerät quantitativ erfasst werden. Dieses errechnet daraus die im Blut vorhandene Glucosekonzentration. Die Blutzuckermessung erfasst zwar sehr selektiv die Blutglucose, ist jedoch auch anfällig für Störeinflüsse. So können extreme Temperaturen, Störsubstanzen auf der Haut (z. B. Schmutz, Handcreme), verunreinigte Teststreifen, eine zu geringe Menge Blut auf dem Teststreifen sowie die Einnahme bestimmter Medikamente oder von Vitamin C das Messresultat verfälschen.

Seit 14. Mai 2013 definiert die ISO-Norm 15197:2013 die Qualitätsstandards von Blutzuckermessgeräten. Darin wird eine Systemgenauigkeit festgelegt, welche sich aus Präzision (Streuung der Messwerte) und Genauigkeit der Messung (im Vergleich zu einer Laborreferenzmethode) zusammensetzt.

> **ISO-Norm 15197:2013**
> Anforderungen laut DIN EN ISO 15197:2013 [1]:
> - 95 % der durch ungeschulte Anwender ermittelten Messwerte müssen im Toleranzbereich liegen,
> - BZ ≥100 mg/dl (5,6 mmol/l): bis zu ±15 % Abweichung zur Laborreferenzmethode,
> - BZ <100 mg/dl (5,6 mmol/l): bis zu ±15 mg/dl (0,8 mmol/l) Abweichung zur Laborreferenzmethode.
>
> Nach einer Übergangsfrist von drei Jahren ist diese Norm ab Mai 2016 verbindlich für die Konformitätsbewertung von Blutzuckermesssystemen.

Seit 2015 sollte der Anteil an abgegebenen Blutzuckerteststreifen der Preisklassen B und A2 (siehe 3.4 Lieferverträge der Krankenkassen) mindestens 60 % betragen [2]. Die Auswahl eines Messsystems sollte sich allerdings hauptsächlich nach den Bedürfnissen des Patienten richten, um dem allgemein anerkannten Therapieziel der Reduktion von Gesundheitsrisiken durch eine verlässliche, longitudinale Blutglucosebestimmung als Basis für adäquate, alltägliche Therapieentscheidungen nachzukommen.

Bei der Auswahl eines Messsystems sollten daher hauptsächlich zwei Gesichtspunkte als Entscheidungskriterien gelten:

1. **Systemsicherheit** und **-zuverlässigkeit**: Das Messsystem sollte durch unabhängige Institutionen wissenschaftlich fundiert und entsprechend der ISO 15197 untersucht und die erzielten Ergebnisse publiziert sein. Relevant sind insbesondere:
   - dauerhaft zuverlässige Richtigkeit und Präzision der Messung,
   - nur geringe Abweichungen bei Nutzung von Teststreifen unterschiedlicher Charge,
   - Häufigkeit von Fehlmessungen, bedingt durch ungenügende Kenntnis des Messsystems, verschmutzte Messstreifen, gerätespezifisches Versagen,
   - Versorgungssicherheit – manche Geräte sind nicht über den pharmazeutischen Großhandel zu beziehen, was vor allem am Wochenende ein Problem darstellen kann,
   - Einsatzbedingungen (z. B. Temperatur, Höhe) für den Patientenalltag geeignet.
2. **Individuelle Handhabbarkeit** in der alltäglichen Nutzung: Dies ist besonders bei sensorischen, motorischen und kognitiven Beeinträchtigungen des Patienten relevant:
   - Gerätegröße – größere Geräte sind für Menschen mit motorischen und sensorischen Beeinträchtigungen meist einfacher zu bedienen,
   - Lesbarkeit des Displays – für alle Patienten relevant, besonders jedoch bei eingeschränkter Sehkraft, Nutzung bei Nacht (beleuchtetes Display),
   - Handhabung der Teststreifen – Entnahme aus der Verpackung, Größe, Beschickung und notwendige Menge an Blut, beleuchteter Teststreifeneinschub,
   - Funktionalität – Codierung der Messstreifen (somit nur nutzbar im Messgerät desselben Herstellers), Einfluss des Hämatokrit auf die Richtigkeit der Messung, zusätzliche Messung von Ketonen (bei hyperglykämischen Entgleisungen), akustische bzw. visuelle Warnung bei Stoffwechselentgleisung,
   - qualifizierte Datenspeicherung, -verarbeitung und -auslesbarkeit, Anzahl möglicher Speicherwerte, Schnittstelle zur Übertragung zu Hause bzw. in der Arztpraxis, Erstellung von Trendkurven, Eingabe von verzehrten Kohlenhydrateinheiten oder körperlicher Aktivität, Berechnung der notwendigen Insulininjektion.

> Die Eignung eines Messsystems ist abhängig vom Krankheitsgeschehen des Patienten und dessen spezifischer Lebenssituation.

Bei der **Auswahl** eines **Blutzuckermesssystems** sollten die **persönlichen Bedürfnisse** des **Patienten** ausführlich abgeklärt werden. Die Möglichkeit, dass der Patient seinen Blutzucker selbstständig richtig bestimmen kann, sollte dabei das Hauptaugenmerk darstellen. Motorisch eingeschränkte Patienten brauchen große Bedienelemente sowie einfach handhabbare Systeme, sehbehinderte Menschen zusätzlich gut lesbare Anzeigen gegebenenfalls mit akustischer Sprachausgabe. Kognitiv beeinträchtigte Bediener sollten durch Empfehlungen und Warnsignale des Blutzuckermessgeräts in der Durchführung ihrer Therapie unterstützt werden. Kinder, Jugendliche und Berufstätige brauchen diskrete, kompakte, spontan einsetzbare Geräte, die flexibel im Alltag dieser Menschen genutzt werden können. Die automatische Dokumentation der gemessenen Blutzuckerwerte und deren Einbindung in intelligente Software kann die Qualität der Therapie maßgeblich verbessern, da die Erfassung von zugeführten Kohlenhydrateinheiten, verabreichten Insulininjektionen und der körperlichen Aktivität in handschriftlichen Tagebüchern von den Patienten meist nur ungenügend durchgeführt wird.

Im Folgenden werden innovative Blutzuckermesssysteme vorgestellt, die vor allem für einen flexiblen, alltäglichen Gebrauch konzipiert sind.

Das 3-in-1 Blutzuckermessgerät **Beurer GL 50** (Abb. 3.5) vereint eine tiefenregulierbare Stechhilfe, ein Blutzuckermessgerät und einen integrierten USB-Stick in einem kom-

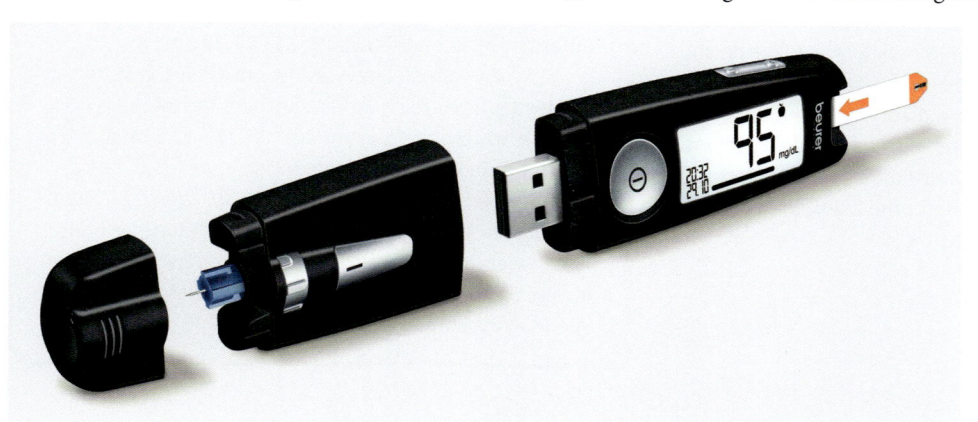

Abb. 3.5 Beurer Blutzuckermessgerät GL 50: 3-in-1-Gerät mit Stechhilfe, USB-Speicher und Blutzuckermessgerät

pakten Design. Ein hintergrundbeleuchtetes Display und breite, codierfreie Teststreifen vereinfachen die Bedienbarkeit. Der Speicher für die Blutzuckerdokumentation reicht für bis zu 480 Messungen, welche zusätzlich mit den Informationen versehen werden können, ob vor dem Essen, nach dem Essen oder nach körperlicher Aktivität oder Stress gemessen wurde. Eine Software zur Auswertung der gemessenen Blutzuckerwerte ist auf dem integrierten USB-Stick enthalten. Das Gerät verfügt über eine Blutmengenkontrolle (0,6 μl reichen aus), benötigt fünf Sekunden für eine Messung und der integrierte Lithium-Ionen-Akku kann per USB-Anschluss aufgeladen werden. Dieses System erhielt den plusX-Award für Innovation und Bedienkomfort, die Weiterentwicklung ist das Beurer GL 50 evo (Zusatzfunktionen des Beurer GL 50 evo: Hämatokrit-Korrektur, Keton-Warnung).

Das **Accu-Chek® Mobile** (o Abb. 3.6) – ein Blutzuckermessgerät der Firma Roche mit angeschlossener Stechhilfe Accu-Chek® FastClix ist besonders gut für alltägliche, spontane Messungen geeignet. Die Stechhilfe mit Lanzettenrevolver bietet die Möglichkeit, sechsmal ohne manuellen Wechsel der Lanzette einzustechen und somit den normalen Tagesbedarf an Stechvorgängen zu decken. Das Blutzuckermessgerät ist mit einer Testkassette für 50 Messungen ausgestattet, welche die Benutzung von Teststreifen überflüssig macht. Somit ist eine schnelle, einfache, hygienische Messung ohne direkt anfallende Abfallprodukte möglich. 2000 Messwerte können gespeichert und, ähnlich wie beim Gerät von Beurer, markiert werden. Per USB-Anschluss kann die Dokumentation auf einen PC übertragen werden.

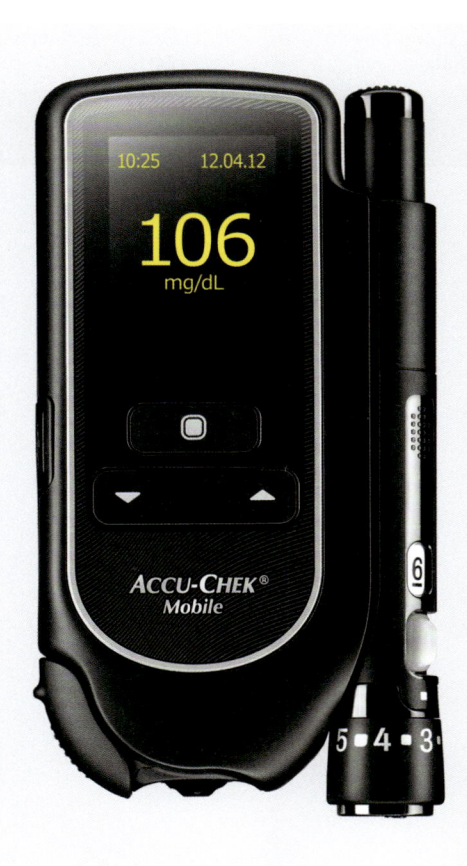

o **Abb. 3.6** Accu-Chek® Mobile mit angeschlossener Stechhilfe FastClix

Für Nutzer des iPhone® oder des iPod touch® der Firma Apple könnte das kompakte Blutzuckermessgerät **iBGStar®** (Sanofi Diabetes) interessant sein. Dieses kann direkt an das Smartphone/Tablet angedockt werden. Die kostenlose Diabetes-Manager-App erfasst Blutzuckerwerte in mg/dl oder mmol/l und integriert diese in Auswertungstabellen oder Diagrammen. Die gemessenen Werte können mit Kommentaren zu verzehrten Speisen, injizierten Insulineinheiten und sportlichen Aktivitäten oder Ähnlichem versehen werden. Eine Weiterleitung der erstellten Trendkurven/Blutzuckermesswerte an den Arzt ist schnell und einfach per E-Mail möglich. Somit können Therapieentscheidungen schneller und gegebenenfalls spezifischer getroffen werden. Durch die Anbindung des BZ-Messgeräts an das Smartphone des Patienten sowie die intuitive Handhabbarkeit der Datenauswertung stellt dieses Messsystem eine sinnvolle Möglichkeit für die Nutzer von iPhone® und iPod touch® dar. Die Blutzuckermessung, Dokumentation und Analyse der gemessenen Werte sowie die Weiterleitung der erfassten Daten an den behandelnden Arzt werden in den Alltag integriert. Die erfassten Daten können spontan, schnell und einfach von zu Hause oder unterwegs verwaltet werden.

Einen guten Überblick von am Markt befindlichen Blutzuckermessgeräten, jeweils kompatiblen Teststreifen und Kontrolllösungen sowie Stechhilfen und dazugehörigen Lanzetten bietet die Arbeitshilfe des Deutschen Apotheken Portals „Blutzuckermessgeräte & Zubehör".

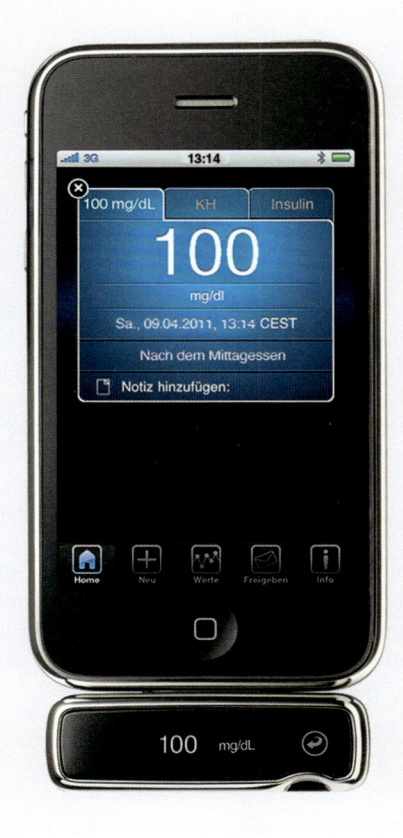

o **Abb. 3.7** Das Blutzuckermessgerät iBGStar® ist mit dem iPhone® kompatibel.

◘ **Tab. 3.1** Aktuell in Deutschland verfügbare CGM-Messgeräte zur kontinuierlichen Bestimmung des BZ-Spiegels (Informationen aus Produktbeschreibungen, Stand 12/2015)

Firma	Name	Verweildauer [Tage]	Kalibrierung	Messfrequenz	Anmerkung
Abbott	FreeStyle Navigator II	5	Nach 1, 2, 10, 24 und 72 h	1 min	Trendpfeile, Hypoprädiktion, Statistiken im Empfänger verfügbar
Abbott	FreeStyle Libre	14	Nicht erforderlich	Auf Anforderung bzw. alle 15 min automatisch	Trendpfeile, Verlaufsdaten, Statistiken im Empfänger verfügbar
DEXCOM	G4 Platinum	7	Alle 12 h	5 min	Hypoalarm und Trendpfeile, Kombination mit Animas Vibe Insulinpumpe möglich
Medtronic	Guardian REAL-Time Enlite-Sensor	6	Alle 12 h	5 min	Hyper- und Hypoglykämie-Alarmfunktion
Medtronic	Paradigm Veo Enlite-Sensor	6	Alle 12 h	5 min	Kombination aus Sensor und Pumpe, unterstützt automatische Pumpenabschaltung bei zu niedriger Gewebeglucose
Menarini	Glucoday	2	2 × in 48 h	10 min	Muss durch medizinisches Fachpersonal angelegt werden

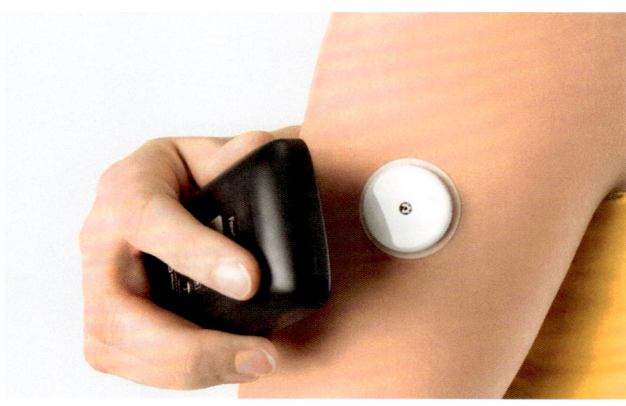

○ **Abb. 3.8** Das innovative FreeStyle® Libre „Flash-Glucose-Messgerät" misst und speichert automatisch alle 15 Minuten die Glucosekonzentration im Gewebe und berechnet den Blutzuckerwert. Mit einem Empfänger werden Glucosekonzentration, Trendkurven und Verlaufsdaten abgerufen.

> **UPDATE**
>
> Eine innovative Form der Blutzuckermessung stellt die kontinuierliche Glucosemessung (CGM; continuous glucose monitoring) dar, bei der eine subkutane Sonde die Glucosekonzentration in der Gewebeflüssigkeit des Unterhautfettgewebes bestimmt.

Die interstitielle Glucosekonzentration wird durch komplizierte mathematische Operationen in die Blutglucosekonzentration umgerechnet. Hierfür muss ein Sensor mit einer subkutanen Sonde auf die Haut (z. B. Oberarm, Bauch, Oberschenkel) aufgebracht werden. Durch diese Technologie können Glucoseschwankungen wesentlich genauer aufgezeichnet werden, als mit der punktuellen Blutzuckerbestimmung durch manuelle Punktion. Das aktuell interessanteste Gerät dürfte dabei das **FreeStyle® Libre System** sein (vermarktet als „Flash-Glucose-Messung"), da hier keine tägliche Kalibrierung des Geräts notwendig ist und die subkutane Sonde bis zu zwei Wochen am Patient verweilen kann (○ Abb. 3.8). Weitere CGM-Geräte sind in ◘ Tab. 3.1 gelistet. Zu beachten ist, dass die interstitiell gemessene Glucosekonzentration raschen Änderungen des Blutzuckerwerts um circa 15 Minuten hinterher hinkt, sodass beispielsweise bei Hypoglykämiesymptomen zusätzlich der Blutzucker gemessen werden sollte.

Auch andere Methoden zur kontinuierlichen Glucosemessung werden aktuell erforscht. So ist es möglich, die Blutzuckerkonzentration per Sonde im Glaskörper des Auges oder als Kontaktlinse in der Tränenflüssigkeit zu bestimmen [3, 4]. Die Messung per Photometrie konnte sich noch nicht etablieren und auch eine Armbanduhr, welche per Reizstrom Gewebeflüssigkeit freisetzt und dadurch den Blutzuckerwert bestimmt, hat sich nicht bewährt.

Applikationshilfen

Zur Applikation von Insulin eignen sich Einmalspritzen, Insulinpens und Insulinpumpen. Mit diesen Applikationshilfen wird Insulin subkutan injiziert und kann aus dem Unterhautfettgewebe ins Blut diffundieren. Der erste Schritt zur Förderung der Adhärenz durch Vermeidung von Schmerzen liegt in der Auswahl der zum Patienten passenden Nadellänge und -stärke.

Zu lange Nadeln bergen die Gefahr, das Fettgewebe zu durchstechen und Insulin intramuskulär zu injizieren. Das Insulin wird dann deutlich schneller resorbiert und Hypoglykämien drohen. Weiterhin bereitet die Injektion größere Schmerzen, was wiederum die Qualität der Therapie und die Adhärenz des Patienten verringern kann.

Nadeln für Insulinpens sind üblicherweise in den **Längen** 4–12 mm und für Insulinspritzen in 8 und 12 mm verfügbar. Laut Leitfaden zur Insulininjektion des VDBD (Verband der Diabetes-Beratungs- und Schulungsberufe in Deutschland e. V.) gibt es aber keinen medizinischen Grund bei Kindern und Jugendlichen Nadeln mit einer Länge von mehr als 6 mm und bei Erwachsenen von mehr als 8 mm zu verwenden [5]. Eine Nadellänge von 4–5 mm kann für jeden insulinpflichtigen Diabetiker empfohlen werden, vor allem aber für Kinder und Patienten ohne Übergewicht. Längere Kanülen sind auch bei stark adipösen Personen nicht notwendig, da die Hautdicke kaum mit dem Körpergewicht variiert. Durch kürzere Kanülen kann die Bildung einer Hautfalte entfallen, sodass sich die Insulinapplikation schmerzärmer gestaltet.

> **UPDATE**
>
> In der Regel sind Nadellängen von 4–5 mm ausreichend und es werden Kanülenstärken von 0,23–0,33 mm verwendet.

Die **Stärke** einer Kanüle wird in Gauge (G) angegeben, wobei ein geringerer G-Wert einen größeren Durchmesser darstellt – übliche Kanülenstärken reichen von 0,23 mm (32G) bis 0,33 mm (29G). Je größer der Durchmesser einer Kanüle, desto schmerzhafter wird die Injektion wahrgenommen. Die Verabreichung höherer Insulindosen und damit größerer Volumina kann allerdings die Verwendung stärkerer Nadeln bedingen.

Zudem sollten sterile Kanülen bzw. Spritzen nur einmalig verwendet werden, um Infektionen, die Bildung von Lipohypertrophien und Schmerzen zu vermeiden. **Infektionen** kommen durch Mehrfachnutzung und somit Verschmutzung von Nadeln zustande, **Lipohypertrophien** sind das Resultat von Gewebsverletzungen durch stumpfe Nadeln und die Nutzung einer „Lieblingsstelle" bei der Injektion. Rund 40 % der deutschen insulinpflichtigen Diabetiker weisen Lipohypertrophien auf [6]. Diese Verdickungen des Fettgewebes sind für die Betroffenen nicht nur unangenehm und unansehnlich, sondern beeinflussen auch die Insulinaufnahme in den Körper. Dadurch können unerklärliche Blutzuckerschwankungen auftreten, welche die Therapie negativ beeinflussen. Weiterhin nutzt sich die Kanüle bei jeder Injektion ab und der aufgebrachte Gleitfilm verschwindet (o Abb. 3.9). Dies bedingt Schmerzen bei der Injektion und begünstigt die Bildung von Lipohypertrophien. Problematisch ist außerdem, dass das Insulin in der Penkanüle eintrocknen und diese verstopfen kann.

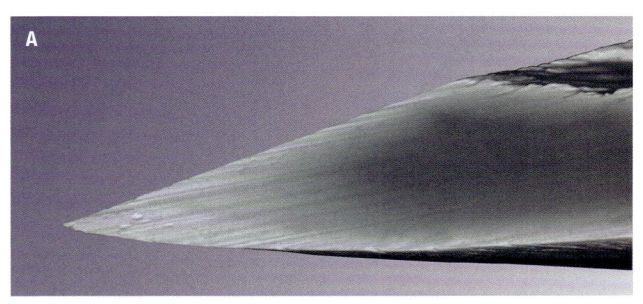

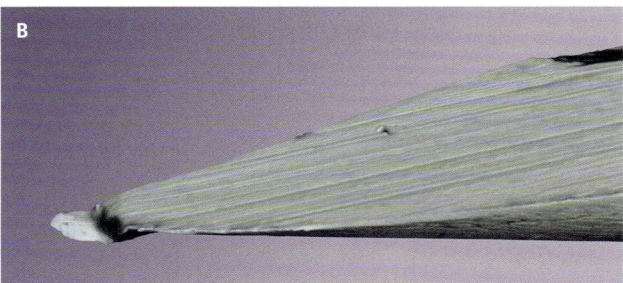

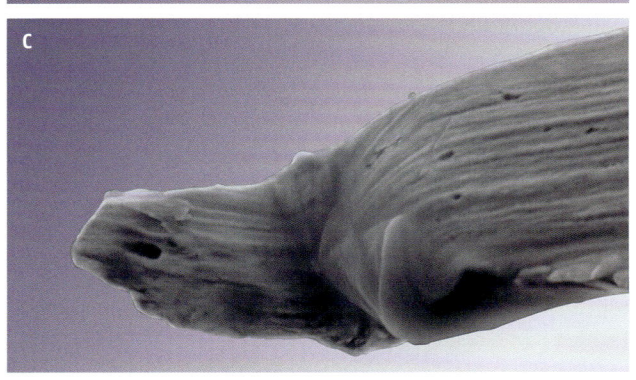

Abb. 3.9 Sterile Pennadeln sind Einmalprodukte – durch wiederholte Verwendung werden diese stumpf und die Insulinapplikation schmerzhafter. **A** 370-fache Vergrößerung einer unbenutzten Pennadel, **B** 370-fache Vergrößerung einer wiederverwendeten Pennadel und **C** 2000-fache Vergrößerung derselben wiederverwendeten Pennadel

> **UPDATE**
>
> Lipohypertrophien verändern die Insulinaufnahme und können damit Blutzuckerschwankungen verursachen.

Wird die Pennadel nach der Injektion nicht abgeschraubt und der Pen mit Nadel gelagert, können sich außerdem leichter Luftblasen im Pen bilden. Durch Temperaturschwankungen tritt über die Nadel bei Wärme Insulin aus und bei Kälte schließlich Luft ein. Durch Luftblasen im Pen wird weniger Insulin gespritzt und es können unerklärlich hohe Blutzuckerwerte folgen.

Es existieren Universalnadeln (z. B. von BD, B. Braun, Ypsomed, Berger Med), welche auf nahezu alle Pens passen, sowie herstellerspezifische Varianten. Einen umfassenden Überblick über die Kompatibilität von Pennadeln zu Pens bietet die Arbeitshilfe „Insulinpens & Zubehör" des Deutschen Apotheken Portals.

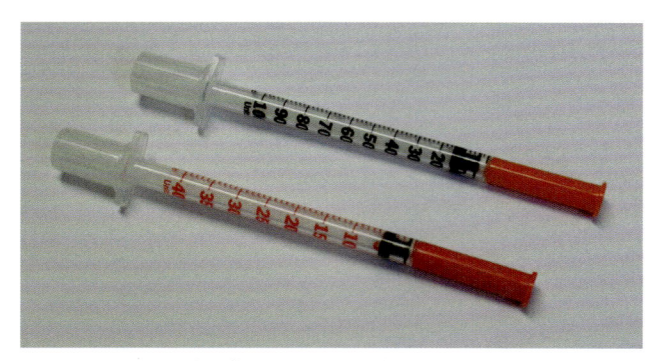

Abb. 3.10 BD Microfine™ Insulinspritzen für U-40- und U-100-Insulin

Spritzen

Insulinspritzen sind im täglichen Gebrauch durch den Patienten in Deutschland mittlerweile fast obsolet. Der Umgang damit sollte aber beherrscht werden, um beim Ausfall des Pens (durch Beschädigung oder Verlust) die Insulinapplikation durchführen zu können.

Es ist zu beachten, dass Insulin aus Ampullen 40 IE/ml beinhaltet, wohingegen Kartuschen für Pens 100 IE/ml enthalten. Demnach muss beim Ausfall des Pens eine U-100-Spritze verwendet werden, um das Insulin aus der Patrone richtig zu dosieren. Bei Verwendung einer U-40-Spritze, wie sie für Insulin aus Ampullen eingesetzt wird, wäre die Dosis aus einer Pen-Kartusche 2,5-mal höher als mit einer U-100-Spritze (o Abb. 3.10). Sterile Insulinspritzen sind wie Lanzetten und Kanülen Einmalartikel und nach der Benutzung fachgerecht zu entsorgen.

Pens

Heutzutage nutzen die meisten Diabetiker sogenannte Pens zur Injektion von Insulin. Diese diskreten Applikationshilfen sind einfach in der Handhabung, schnell einsatzbereit, wesentlich genauer in der Dosierung als Insulinspritzen und somit praktisch für die mehrmals tägliche Insulininjektion. Pens ermöglichen die diskrete Applikation von Insulin in alltäglichen Situationen (z. B. Restaurant, Arbeitsplatz, Urlaub) und können somit zur Verbesserung der Therapietreue beitragen. Die meisten Insulinpens gleichen einem großen Stift, welcher vor jeder Injektion mit einer sterilen Kanüle bestückt und per Dosierknopf eingestellt werden muss. Dabei gibt es allerdings mannigfaltige Variationen, welche spezifischen Patienten die Bedienung erleichtern sollen.

Prinzipiell gibt es zwei unterschiedliche Typen von Pens (o Abb. 3.11):

- **Fertigpens**, welche bereits mit einer Insulinkartusche mit 300 IE Insulin bestückt sind und nach Verbrauch des Insulins entsorgt werden. Von Vorteil ist, dass ein Wechsel der Insulinkartusche, welcher für motorisch oder sensorisch beeinträchtigte Menschen schwer handhabbar sein kann, nicht nötig ist. Nachteilig sind jedoch höhere Therapiekosten durch hochwertige Wegwerfartikel und die Produktion von Abfall. Die Insulinpatrone kann nicht entnommen werden.
- **Wiederverwendbare Pens** sind Applikationshilfen, bei denen der Patronenwechsel manuell durchgeführt werden muss. Von Vorteil ist, dass die Patrone bei Versagen des Pens entnommen werden und das Insulin per U-100-Spritze verabreicht werden kann. Durch Wiederverwendung der Applikationshilfe (Wechsel circa alle zwei Jahre nötig) können höherwertige Materialien verarbeitet werden und Abfall kann vermieden werden. Nachteilig ist der teilweise umständliche Wechsel der Insulinpatrone. Dieser muss geübt werden, um in alltäglichen und Notsituationen problemlos durch den Patienten selbst durchgeführt werden zu können. Wiederverwendbare Pens sind meist nur kompatibel mit den Insulinpatronen desselben Herstellers, welcher Dosiergenauigkeit und Handhabbarkeit nur für passende Patronen gewährleistet.

Die Applikation von Insulin durch wiederverwendbare Pens kann mit drei Methoden erfolgen.

Manuelle Pens

Das Einstellen und Injizieren der Insulindosis werden per Dosierknopf vorgenommen. Der Auslösemechanismus wird per Druck mit Daumen oder Zeigefinger ausgelöst. Bei vollen Insulinpatronen ist dabei ein gewisser Kraftaufwand nötig, was Patienten mit motorischen Einschränkungen (z. B. Rhizarthrose, Hemiparese, Koordinationsstörungen, Muskelschwäche) Probleme bereiten kann. Die manuelle Injek-

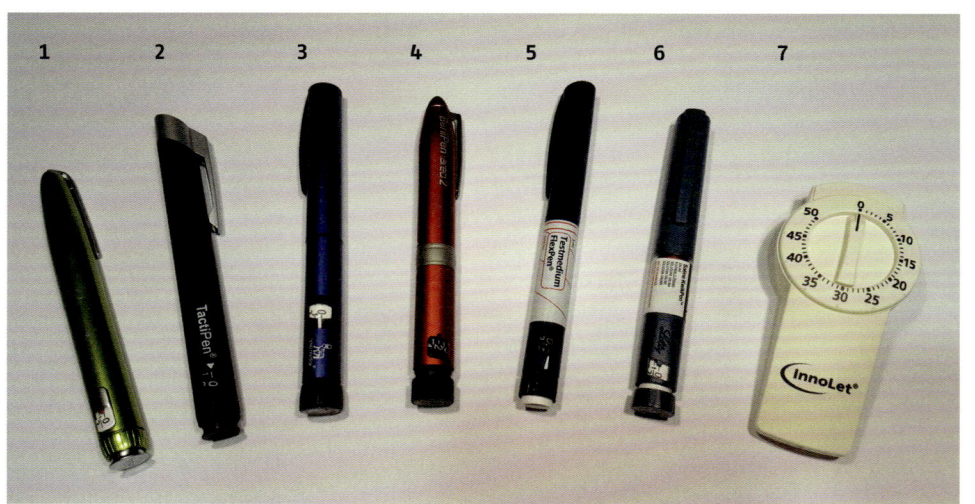

Abb. 3.11 Auswahl von wiederverwendbaren Insulinpens: 1 Humapen® Savvio von Lilly Deutschland GmbH, 2 TactiPen® von Sanofi Diabetes, 3 NovoPen® 5 von Novo Nordisk, 4 BerliPen® aero 2 von Berlin-Chemie und Fertigpens zu Demonstrationszwecken 5 FlexPen® von Novo Nordisk, 6 Kwikpen® von Lilly Deutschland GmbH, 7 InnoLet® von Novo Nordisk

tion muss langsam, gleichmäßig und vollständig durchgeführt werden, da sonst die Gefahr besteht, dass die Insulindosis nicht vollständig injiziert wird. Die vollständige Injektion wird bei manchen Modellen per Einrasten des Dosierrädchens in der Nullstellung verdeutlicht. Um eine vollständige Injektion sicher zu stellen, sollte der Patient die Pennadel nach der Injektion stets **zehn Sekunden** in der Haut verweilen lassen. Eine Korrektur der Dosiseinstellung ist meist durch Zurückdrehen des Dosierrädchens ohne Insulinverlust möglich. Manuelle Pens sind von sämtlichen Anbietern erhältlich.

Halbautomatische Pens

Die Einstellung der Insulindosis per Dosierrädchen dient hier gleichzeitig der Spannung einer Feder, welche bei Betätigung des Auslösemechanismus (meist ein seitlich angebrachter Schieber) automatisch eine gleichmäßige Injektion des Insulins ohne Kraftaufwand gewährleistet. Die ungleichmäßige oder unvollständige Injektion des Insulins durch motorische Beeinträchtigung des Anwenders wird hierdurch wirkungsvoll vermieden. Eine nachträgliche Dosiskorrektur ist bei diesen Pens nicht möglich und kann nur durch Verwurf der eingestellten Dosis vorgenommen werden. Ein Beispiel für einen halbautomatischen Pen ist der AutoPen® von Owen Mumford.

Vollautomatische Pens

Bei vollautomatischen Pens (z. B. DiaPen® der Haselmeier GmbH) wird auch die Injektion der Nadel in das Gewebe, gefolgt von der Applikation der Insulindosis, automatisch durchgeführt. Wie bei den halbautomatischen Pens wird hier per Dosierrädchen die Dosis eingestellt und gleichzeitig eine Feder für den Auslösemechanismus gespannt. Die automatische Nadelinjektion benötigt allerdings einen zusätzlichen Spannmechanismus, welcher durch einen gewissen Kraftaufwand vorgespannt werden muss. Ist die Dosis eingestellt und der Pen gespannt, kann per Auslösemechanismus die vollautomatische Injektion der Nadel und Applikation des Insulins durchgeführt werden. Vor allem Menschen mit Angst vor Nadelstichen oder bei denen das Einstechen der Kanüle problembehaftet ist (z. B. starker Tremor, Koordinationsstörungen) können von diesen Stechhilfen profitieren. Auch wenn die Insulinapplikation durch Dritte (Pflegedienst, Angehörige) vorgenommen werden muss, kann dieses System empfohlen werden.

> **Kinder**
>
> Insulinpflichtige **Kinder** mit Typ-1-Diabetes benötigen eine genauere Dosierung des Insulins als bei üblichen Pens (Dosierungsschritte normalerweise 1–2 IE). Dafür stehen spezielle Kinderpens zur Verfügung, bei denen in 0,5 IE Schritten dosiert werden kann (z. B. JuniorStar®, NovoPen Echo®, HumaPen® Luxura, BerliPen® areo junior).

Die meisten Pens haben heute schon eine **deutlich lesbare Dosiseinstellung** oder sogar digitale Anzeige (**Cave:** bei leerer Batterie können diese nicht mehr genutzt werden) der eingestellten Insulindosis. Weiterhin verfügen fast alle Pens über einen **hör- und fühlbaren Klickmechanismus** bei der Dosiseinstellung, was die Bedienung für sehbeeinträchtigte Personen erleichtert.

Für Patienten mit Beeinträchtigungen (z. B. fortgeschrittene Arthrose, Sehschwäche) kann der **InnoLet®** von Vorteil sein (o Abb. 3.11). Durch sein „Eieruhr-Design" verfügt er über große, dunkle Ziffern auf hellem Grund, sodass die Insulindosis auch von sehbeeinträchtigten Menschen sicher eingestellt werden kann. Der Kraftaufwand für die Insulinapplikation ist durch die große, breite Taste besonders gering.

> **→ UPDATE**
>
> Der Insulinpen Pendiq® erlaubt durch Speicherung der Injektionen eine detaillierte Kontrolle der applizierten Insulinmengen.

Eine gute Kontrolle der applizierten Insulindosen ist mit dem innovativen halbautomatischen Insulinpen **Pendiq®** möglich. Dieser besitzt eine gut lesbare digitale Anzeige und speichert die injizierte Insulinmenge der letzten 195 Injektionen mit Datum, Uhrzeit und Insulineinheiten. Die Daten können mit einem USB-Kabel auf einen PC übertragen werden (kompatibel mit Diabass®, SiDiary®). Dosen von mindestens 0,5–60 IE können in Dosierschritten von 0,1 IE abgegeben werden. Der Pen alarmiert den Patienten bei niedrigem Batteriestand (aufladbar über USB-Anschluss), zu geringer Insulinrestmenge und bei blockierter Insulininjektion – bei Bedarf kann auf eine manuelle Injektion umgeschaltet werden. Der Pen ist mit Insulinpatronen der Firmen Sanofi-Aventis, Lilly Deutschland GmbH und Berlin-Chemie kompatibel.

> Die Lesbarkeit bzw. Fühlbarkeit der eingestellten Dosierung, der Kraftaufwand bei der Dosiseinstellung sowie die Applikation des Insulins und die Haptik des Pens (rutschfeste Oberfläche) sollten auf die patientenspezifischen Bedürfnisse abgestimmt sein und zusammen mit dem Patienten getestet werden.

Neben den spezifischen Eigenschaften eines Pens stellt das Design für viele Diabetiker ein wichtiges Augenmerk dar, da diese Applikationshilfe ein Gebrauchsgegenstand des täglichen Lebens ist, der den Vorstellungen des Patienten entsprechen sollte. Des Weiteren kann die Farbe des Pens bei Injektion verschiedener Insuline (basal und prandial) zur Unterscheidung dienen und einer Verwechslung vorbeugen.

Einen guten Überblick über verfügbare Pens bzw. Fertigpens sowie kompatible bzw. verbaute Insulinpatronen und verwendbare Pen-Nadeln bietet die Arbeitshilfe des Deutschen Apotheker Portals „Insulinpens & Zubehör".

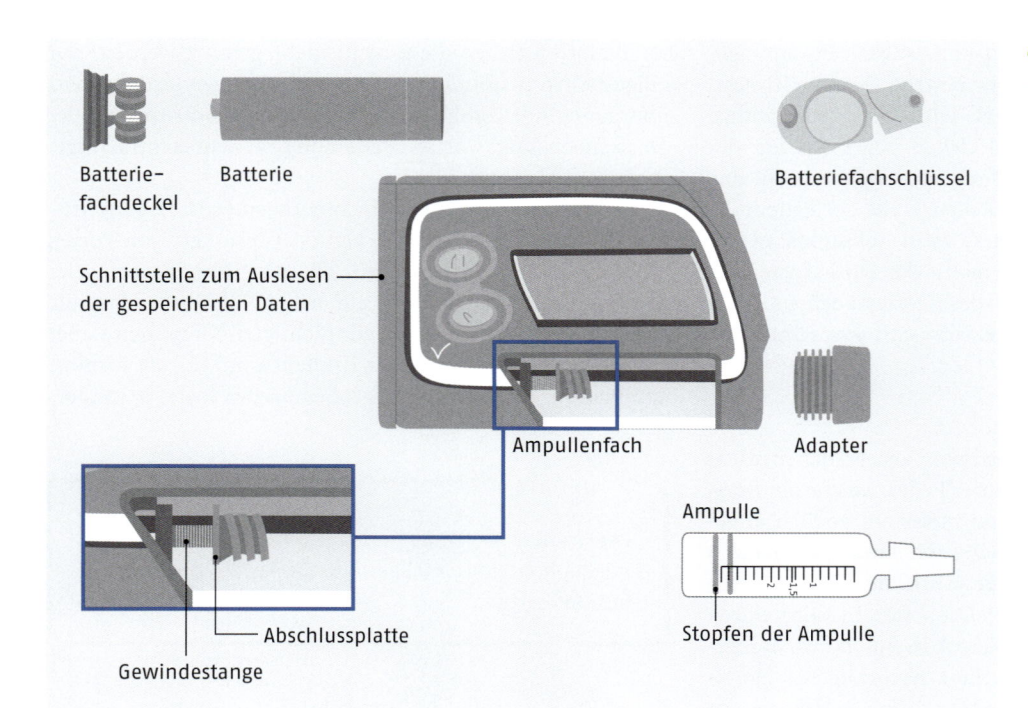

Abb. 3.12 Schematische Darstellung einer Insulinpumpe. Nach Roche Diagnostics

Insulinpumpen

Insulinpumpen (CSII – kontinuierliche subkutane Insulin Infusion) sind für Menschen mit Typ-1-Diabetes eine weitere Option zur intensivierten kontinuierlichen Therapie (ICT). Diverse klinische Studien zeigten eine bessere HbA_{1c}-Einstellung, weniger Hypoglykämien und eine Verbesserung der Lebensqualität unter Einsatz dieser Systeme [7–9].

Die folgenden Patientengruppen profitieren dabei besonders von der Pumpentherapie:
- **Allgemein Typ-1-Diabetiker:** Die kontinuierliche basale Abgabe von Insulin kommt dem physiologischen Zustand wesentlich näher als die ICT. Bolusgaben können schnell und einfach durch den Patienten berechnet und abgegeben werden.
- **Insulinpflichtige Kinder:** Der geringere Bedarf an Basalinsulin kann durch die kontinuierliche Abgabe geringer Mengen besser gesteuert werden als per ICT. Des Weiteren wird die Pumpentherapie von den meisten Kindern besser angenommen.
- **Frauen mit Gestationsdiabetes:** Der sich ändernde Insulinbedarf während Schwangerschaft und gegebenenfalls Stillzeit kann durch die Programmierung der Pumpe optimal eingestellt werden [10].
- **Diabetiker mit wechselhaftem Tagesablauf:** Patienten, wie beispielsweise Extremsportler, Schichtarbeiter, Vielreisende, können einen stark wechselnden Insulinbedarf über den Tag aufweisen. Sie können die Pumpe individuell programmieren und bei Bedarf in das gerade passende Programm wechseln.
- **Diabetiker mit ausgeprägtem Dawn-Phänomen:** Hohe Blutzuckerwerte in den frühen Morgenstunden können durch die Pumpenprogrammierung verhindert werden.

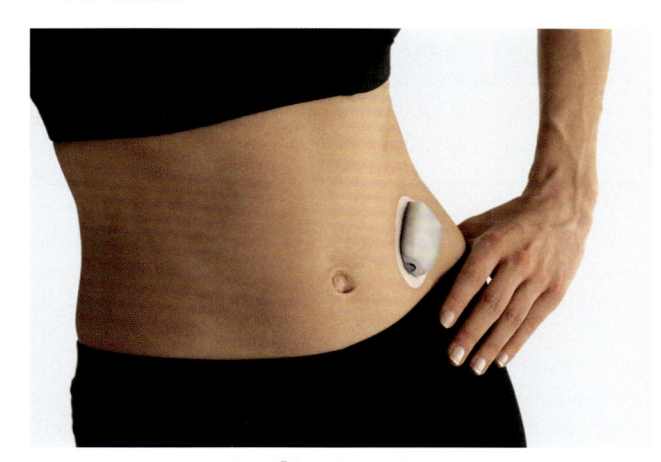

Abb. 3.13 Der OmniPod® ist ein Patch-Pump-System bei dem die hier auf den Bauch geklebte Einmalpumpe durch einen handygroßen PDM bedient wird. Dieser beinhaltet ein Blutzuckermessgerät und einen Bolusrechner. Die Bolusgabe wird mit den PDM gesteuert und die Basalrate kann eingestellt und an den persönlichen Tagesverlauf angepasst werden.

Da die Pumpentherapie immer häufiger Anwendung findet, hat auch die Anzahl der Hersteller und der zur Verfügung stehenden Systeme dieser Art in den letzten Jahren stetig zugenommen. Insulinpumpen werden mit nur einer Sorte schnell und kurz wirksamen Analoginsulin oder Humaninsulin beladen (Abb. 3.12). Eine **Basalrate** zur Deckung des Insulingrundbedarfs kann je nach persönlicher Alltagsgestaltung programmiert werden. Zusätzliche **Bolusgaben** zu den Mahlzeiten oder zur Blutzuckerkorrektur können per Knopfdruck oder Fernbedienung über die Pumpe abgegeben werden. Eine mehrmals tägliche Blutzuckermessung ist zur genauen Einstellung der Pumpe allerdings unerlässlich, eine kontinuierliche Glucosemessung (▶ Seite 29–32) kann hier vorteilhaft sein.

Prinzipiell gibt es zwei unterschiedliche Systeme
- Einweg-Insulinpumpen, die sogenannten **Patch Pumps** (o Abb. 3.13), welche direkt auf den Körper geklebt werden. Hierbei ist die Kanüle zur Insulininjektion direkt am Gerät angebracht und ein Abknicken des Katheterschlauchs nicht möglich. Allerdings kann nur die verbaute Kanüle genutzt werden und nicht individuell die Nadelstärke und Länge angepasst werden. Das Pumpenreservoir wird per Spritze mit dem individuellem Insulin befüllt und auf den Körper geklebt (Oberarm/-schenkel, Bauch, unterer Rücken). Mit dem „Personal Diabetes Manager" (PDM, kabelloses Bedienelement zur Steuerung der Pumpe) kann die Basalrate programmiert und die Bolusgabe ausgelöst werden. Der aktuelle persönliche Bedarf an Insulin kann durch Messung des Blutzuckerspiegels und Eingabe der zugeführten BE durch den PDM berechnet werden. Die wasserdichten Patch Pumps müssen nach 2–3 Tagen abgenommen und komplett gewechselt werden (recycelbar).
- **Insulinpumpen** die am Körper getragen werden und per Katheter das Insulin ins Unterhautfettgewebe abgeben (o Abb. 3.14). Hier müssen nach circa drei Tagen der Katheter und die Injektionsstelle gewechselt werden. Die Pumpe kann für einige Stunden über die Katheterkopplung abgenommen werden (z. B. bei sportlicher Aktivität, Baden, Sauna). Das Insulinreservoir wird mit einer Fertigpatrone, wie bei den Pens, bestückt oder durch eine Spritze mit U-100-Insulin aus Ampullen befüllt.

Die Kosten der Insulinpumpentherapie werden aktuell nur in bestimmten Fällen von den Krankenkassen übernommen, obwohl eine geringere Hospitalisierungsquote sowie geringere Kosten für Folgeerkrankungen und bessere Resultate hinsichtlich der Lebensqualität damit erreicht werden [11].

Die Insulinpumpentherapie bietet unter den Applikationshilfen und Blutzuckermessgeräten zukünftig wohl den größten Spielraum für innovative Weiterentwicklungen und Verbesserungen der Diabetestherapie. So sind „Closed-Loop-Systeme" (geschlossener Regelkreis von kontinuierlicher Glucosemessung und dementsprechend automatischer Abgabe von Insulin), die als externe künstliche Bauchspeicheldrüse bezeichnet werden, schon mit aktuell verfügbaren Geräten denkbar (o Tab. 3.1).

> **UPDATE**
>
> Implantierte Bioreaktoren können zukünftig die Funktion der Bauchspeicheldrüse übernehmen. Sie werden als Membran mit kultivierten Inselzellen unter die Haut transplantiert.

Solche, dem physiologischen Zustand nahe kommenden Systeme können zukünftig nur noch durch implantierte Bioreaktoren übertroffen werden. Dabei wird eine hauchdünne Membran, welche mit kultivierten Inselzellen befüllt ist, unter die Haut transplantiert und übernimmt die endokrine Funktion der Bauchspeicheldrüse. Diese Bioreaktoren

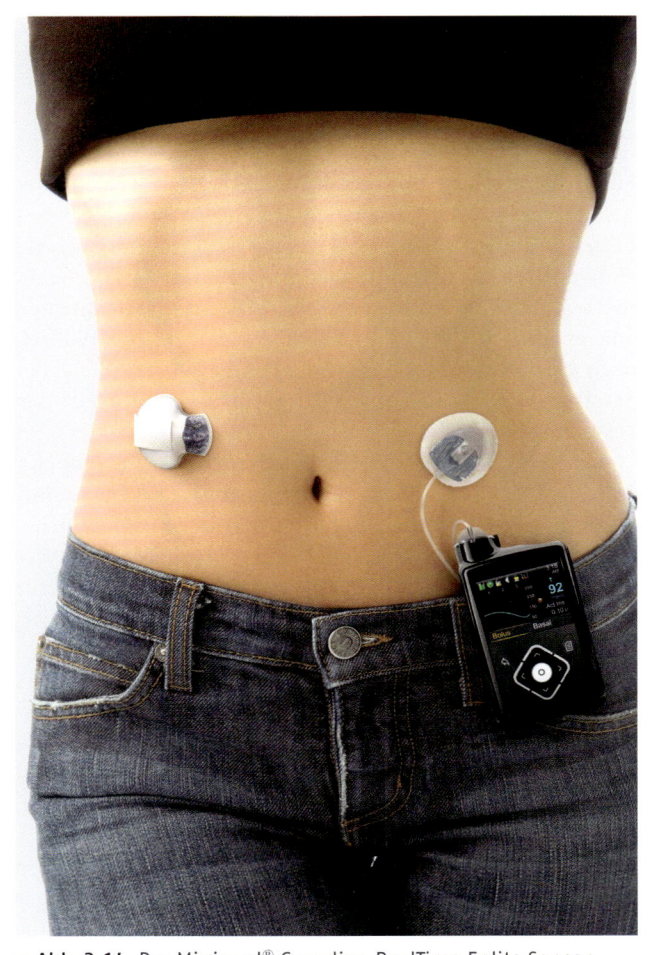

o **Abb. 3.14** Der Minimed® Guardian RealTime Enlite Sensor (CGM) sendet den aktuellen Glucosespiegel an die Minimed® 460G Pumpe und stellt somit ein geschlossenes System zwischen Glucosemessung und Insulinpumpe dar. Beim Erreichen der eingestellten Glucoseuntergrenze gibt das System Hypoglykämiealarm. Wird dieser ignoriert, unterbricht die Pumpe automatisch die Basalgabe, sodass beispielsweise nächtliche Hypoglykämien verhindert werden können. Die Pumpe kann alternativ auch mit dem Contour® Next Link Blutzuckermessgerät gesteuert werden.

reagieren auf die Veränderung des Blutzuckerspiegels mit Insulinsekretion und ersetzen somit die gestörte Funktion der Inselzellen. Spenderorgane sind durch Kultivierung animaler, humaner oder gentechnisch veränderter Zellen nicht nötig. Eine Abstoßungsreaktion durch das körpereigene Immunsystem wird durch eine semipermeable Membran, in der die Zellen untergebracht sind, verhindert.

Lieferverträge der Krankenkassen

Für **Hilfsmittel** wie Blutzuckermessgeräte, Stechhilfen oder Insulinpens gilt das Gleiche wie für Arznei- und Verbandmittel: Der Patient zahlt zehn Prozent des Preises selbst, und zwar mindestens fünf und maximal zehn Euro – aber nicht mehr als den tatsächlichen Preis. Wie bei Medikamenten gibt es auch für Hilfsmittel Festbeträge und bei Wunsch nach speziellen Geräten muss die Differenz ggf. aus eigener Tasche gezahlt werden (zusätzlich zur Zuzahlung auf den Festbetrag).

Bei **Verbrauchshilfsmitteln** wie Nadeln für Insulinpens, Lanzetten für Stechhilfen oder Infusionssets für Insulinpumpen trägt der Patient zehn Prozent der Kosten, höchstens jedoch zehn Euro für den gesamten Monatsbedarf. Wer beispielsweise Pennadeln und Lanzetten braucht, zahlt für beide Rezepte zusammen höchstens zehn Euro pro Monatsbedarf zu.

Es ist zu beachten, dass die Versorgung eines Diabetikers mit Hilfsmitteln auf Kassenrezept keine triviale Angelegenheit ist. So schließen immer mehr Krankenkassen spezielle **Hilfsmittellieferverträge** für Diabetiker ab und eine Belieferung von Penkanülen wird beispielsweise nur erstattet, sofern die Apotheke dem Vertrag beigetreten ist. Monatspauschalen für Insulinpumpenzubehör sind meist zu knapp bemessen und nicht ausreichend, wenn der Pumpenträger seinen Katheter alle zwei Tage wechselt. Vor allem vollautomatische Insulinpens werden nur nach vorheriger Genehmigung erstattet.

Zur Einsparung von Kosten für Blutzuckerteststreifen herrscht seit 2010 eine Vereinbarung zwischen Apothekerverband und dem Verband der Ersatzkassen, welche mittlerweile durch viele kassenärztliche Vereinigungen übernommen wurde. Die „Preisregelungen für Teststreifen" teilt Blutzuckermessgeräte nach finanziellen Gesichtspunkten in **A- und B-Systeme** ein. Dabei folgt die Eingliederung der Geräte keiner medizinischen oder technischen Charakterisierung und ableitbare Unterscheidungsmerkmale, wie z. B. Messgenauigkeit, können nicht aus dieser willkürlichen Einteilung geschlussfolgert werden. Des Weiteren erhalten Patienten mit nicht insulinpflichtigen Typ-2-Diabetes nur in Ausnahmefällen (z. B. stark schwankende Blutzuckerwerte während Infektionen, Therapieumstellungen usw.) Blutzuckerteststreifen zu Lasten der Krankenkasse verordnet.

Literatur

[1] Bayer informiert. Neue ISO-Norm 15197:2013 ist publiziert. www.diabetes.bayer.de/datafiles/images/pdf/DC_Karte_A4_132461_ISO_Norm_20130628.pdf (Zugriff 29.12.2015)
[2] Kassenärztliche Vereinigung Nordrhein. Blutzuckerteststreifen und Preisgruppen. www.kvno.de/downloads/verordnungen/uebersicht_blutzuckerteststreifen.pdf (Zugriff 29.12.2015)
[3] Universitätsklinikum Heidelberg. Forschungsschwerpunkte Blutzuckermessung am Auge. www.klinikum.uni-heidelberg.de/Blutzuckermessung-am-Auge.122277.0.html (Zugriff 29.12.2015)
[4] Ärztezeitung online 20.01.2014. Googles Kontaktlinse für Diabetiker. www.aerztezeitung.de/medizin/krankheiten/diabetes/article/853384/high-tech-auge-googles-kontaktlinse-diabetiker.html (Zugriff 29.12.2015)
[5] Verband der Diabetes-Beratungs- und Schulungsberufe in Deutschland e. V. – VDBD. Praktische Anleitung zur Injektion bei Diabetes mellitus mit dem Pen. 1. Aufl., 03/2012. www.hauskrankenpflege-insulaner.de/media/files/PM_109_VDBD_Leitfaden_Insulininjektion_LHR-01.pdf (Zugriff 29.12.2015)
[6] Schmeisl GW, Drobinski E. Koinzidenzen: Injektionsgewohnheiten, Lipohypertrophien, Glukoseschwankungen. Diabetes Stoffw Herz, 18 (4): 251–258, 2009
[7] Pickup JC, Mattock MB, Kerry S. Glycaemic control with continuous subcutaneous insulin infusion compared to intensive insulin injection therapy in type 1 diabetes: meta-analysis of randomized controlled trials. BMJ, 324: 705–708, 2002
[8] Boland EA, Grey M, Oesterle A, Fredrickson L, Tamborlane WV. Continuous subcutaneous insulin infusion. A new way of lowering risk of severe hypoglycemia, improve metabolic control and enhance coping in adolescents with type 1 diabetes. Diabetes Care, 22 (11): 1779–1784, 1999
[9] McMahon SK, Airey FL, Marangou DA et al. Insulin pump therapy in children and adolescents: improvement of key parameters in diabetes parameters including quality of life. Diabetes Med, 22 (1): 92–96, 2005
[10] Gabbe SG, Holing E, Temple P, Brown ZA. Benefits, risks, costs, and patient satisfaction associated with insulin pump therapy for the pregnancy complicated by type 1 diabetes mellitus. Am J Obstet Gynecol, 182 (6): 1283–1291, 2000
[11] Colquitt JL, Green C, Sidhu MK, Hartwell D, Waugh N. Clinical and cost-effectiveness of continuous subcutaneous insulin infusion for diabetes. Health Technol Assess, 8 (43): 1–171, 2004

4 Ernährung und Bewegung

Karin Schmiedel

Ernährung und Bewegung sind zentrale Bestandteile der Therapie von Diabetes mellitus Typ 1 und 2. Bei Typ-2-Diabetes steht oftmals die Gewichtsreduktion durch eine Ernährungsumstellung an erster Stelle der therapeutischen Interventionen. Bei Typ-1-Diabetes ist es erforderlich, dass die Patienten die Kohlenhydrateinheiten von Mahlzeiten abschätzen und die Blutzuckerwirksamkeit von Lebensmitteln beurteilen können. Regelmäßige Bewegung hilft, Folgeerkrankungen vorzubeugen und wird daher für alle Diabetiker empfohlen. Hierbei gilt es durch geeignete Maßnahmen die Hypoglykämie als Akutkomplikation vorzubeugen.

Gewichtsreduktion

Rund 80–90 % der Diabetiker sind bei Diagnosestellung übergewichtig. Somit steht die Gewichtsreduktion an erster Stelle der therapeutischen Interventionen bei Typ-2-Diabetes. Die Gewichtsabnahme soll durch eine Verminderung der Energiezufuhr bei gleichzeitiger Steigerung des Energieverbrauchs erreicht werden [1]. Für die Patienten stellt die Gewichtsreduktion oftmals eine der größten Herausforderungen dar. Es ist daher wichtig, jeden Patienten da abzuholen, wo er steht und durch eine verständliche Aufklärung die Entscheidung des Diabetikers zur Gewichtsreduktion zu unterstützen.

Die Patienten sehen oft, dass andere ebenfalls übergewichtige Menschen nicht an Diabetes erkranken. Bei ihnen sind dagegen mehrere Familienmitglieder erkrankt – die eigene Erkrankung wird dann als Schicksal der Gene betrachtet.

Die Aufklärung, warum eine Gewichtsreduktion notwendig ist, sollte daher folgenden Aspekte beinhalten:

- Diabetes mellitus Typ 2 entsteht meist durch das Zusammenwirken eines genetisch bedingt erhöhten Risikos (**familiäre Veranlagung**) und von **Lebensstilfaktoren** (Bewegungsmangel, Überernährung, Rauchen). Wenn ausschließlich Risikofaktoren wie Übergewicht vorliegen, erkranken viele Personen nicht. Ebenso ist das Diabetesrisiko gering, wenn nur eine familiäre Veranlagung vorliegt, die Person aber normalgewichtig ist und sich regelmäßig bewegt. Folglich ist eine Erkrankung an Typ-2-Diabetes kein ausschließliches Schicksal der Gene, sondern es besteht die Möglichkeit dieser durch den richtigen Lebensstil entgegen zu wirken [2].
- Ein Patient mit Übergewicht kann bereits durch eine moderate Gewichtsreduktion Verbesserungen folgender **Stoffwechselparameter** erzielen: Glucose, Blutdruck und Lipide. Durch ein individuelles Ernährungsmanagement kann bei Typ-1-Diabetes der HbA_{1c}-Wert um 0,3–1,0 % reduziert werden, bei Typ-2-Diabetes ist eine durchschnittliche Reduktion um 0,5–2,0 % möglich. Weiterhin können Folgeerkrankungen hinausgezögert oder verhindert werden [1].
- Eine Gewichtsreduktion um 2–8 kg wirkt sich vor allem zu Beginn der Diabeteserkrankung positiv aus. Zwar lässt sich damit nicht immer der Glucosestoffwechsel verbessern, allerdings sinken oftmals die Blutdruck- und Triglyceridwerte und das HDL-Cholesterin steigt an. Dadurch vermindert sich das Risiko, einen Herzinfarkt oder Schlaganfall zu erleiden im Vergleich zu Patienten, die diese Gewichtsreduktion nicht erzielen [1].

Im Idealfall wird der Patient mit einer Fachkraft einen individuellen Ernährungsplan erstellen, der die persönlichen Vorlieben berücksichtigt. Dies kann vor allem am Anfang eine notwendige Unterstützung darstellen.

> **Lernziele der Gewichtsreduktion**
>
> Essenziell ist, dass die Patienten Folgendes lernen:
> - die Größe von normalen Portionen,
> - regelmäßige Mahlzeiten statt ständiges „Snacken",
> - Bevorzugung von Lebensmitteln mit niedriger Energiedichte und lang anhaltender Sättigung.

Um eine Gewichtsreduktion zu erzielen, ist es notwendig, die täglich **Energiezufuhr** um circa 500 kcal im Vergleich zur bisherigen Energieaufnahme zu vermindern. Daher spricht man oft von einer kalorienreduzierten ausgewogenen Ernährung, die anzustreben ist [2].

Der noch nicht pharmakotherapeutisch behandelte Diabetespatient ist in seiner Mahlzeitengestaltung am flexibelsten, sodass es absolut empfehlenswert ist, die Gewichtsreduktion an den Anfang der Therapie zu stellen. Zu diesem Zeitpunkt wird jedoch die Notwendigkeit von den Patienten nicht immer gesehen. Um die **Entscheidung des Patienten**

Tab. 4.1 Klassifikation des Erkrankungsrisikos von Erwachsenen anhand des BMI

Kategorie	BMI (kg/m²)	Risiko für Folgeerkrankungen
Untergewicht	< 18,50	Niedrig[1]
Normalgewicht	18,50–24,99	Durchschnittlich
Übergewicht	≥ 25,00	
Präadipositas	25,00–29,99	Gering erhöht
Adipositas Grad I	30,00–34,99	Erhöht
Adipositas Grad II	35,00–39,99	Hoch
Adipositas Grad III	≥ 40,00	Sehr hoch

[1] Bei Untergewicht ist jedoch das Risiko z. B. für Atemwegserkrankungen erhöht.

Tab. 4.2 Risiko für metabolische Komplikationen anhand des Taillenumfangs

Risiko für metabolische Komplikationen	Männer	Frauen
Erhöht	Taillenumfang > 94 cm	Taillenumfang > 80 cm
Deutlich erhöht	Taillenumfang > 102 cm	Taillenumfang > 88 cm

für eine Gewichtsreduktion zu fördern, sollte der Patient darüber aufgeklärt werden, dass zahlreiche Antidiabetika die Gewichtsreduktion eher verhindern und somit am Anfang der Erkrankung den Folgeerkrankungen am besten entgegen gewirkt werden kann.

Von den notwendigen Ernährungsumstellungen ist die Veränderung, dass drei **feste Mahlzeiten** täglich verzehrt werden statt ständig zu „Snacken" in der Regel am einfachsten umsetzbar. Ausnahmen, wie ein Stück Kuchen am Sonntagnachmittag, können individuell vereinbart werden, schließlich ist die Patientenorientierung für eine langfristige erfolgreiche Umsetzung durch den Patienten essenziell [2].

Wesentlich schwieriger gestalten sich dagegen die Auswahl der zu bevorzugenden Lebensmittel und die Einschätzung einer **normalen Portionsgröße**. Ein Beispiel einer stark übergewichtigen Person zeigte, dass diese sieben Hähnchenschenkel als eine Portion verzehrte. Unterstützend sind daher **Kalorientabellen**, die normale Portionsgrößen ausweisen, sinnvoll (Wahrburg/Egert s. Literatur). Besonders beliebt, da auch unterwegs nutzbar, sind außerdem **Apps** (z. B. FoodDB). Die Ernährungsempfehlungen für Diabetiker sind ▶ Seite 44 ff. aufgeführt.

Bei der Planung einer Gewichtsreduktion sind realistische Ziele individuell mit jedem Patienten zu vereinbaren. Diese orientieren sich an den Erwartungen des Patienten und berücksichtigen neben dem Ausgangsgewicht auch Komorbiditäten, Risiken und Möglichkeiten. Eine **Maßnahme zur Gewichtsreduktion** sollte langfristig angelegt sein, um mithilfe einer Stabilisierungsphase ein „weight cycling" zu verhindern. Als Phase zur gezielten Gewichtsreduktion sind **6–12 Monate** anzusetzen [2]. Erfahrungen zeigen, dass bei einem zwölfmonatigen Programm in den ersten sechs Monaten ein Großteil der angestrebten Gewichtsreduktion erreicht wird und die weiteren sechs Monate für eine Stabilisierung notwendig sind [3].

Um das Ausmaß des Übergewichts zu bestimmen, wird der **Body-Mass-Index** (BMI) berechnet. Da vor allem das abdominale Fettgewebe und das Fett im Bereich der inneren Organe metabolisch aktiv sind, wird häufig über die Aussagekraft des BMI diskutiert. Für andere Messwerte ist jedoch teilweise wenig Evidenz für einen Zusammenhang mit Erkrankungen (z. B. Taille-Hüft-Umfangsverhältnis) vorhanden, teilweise liegen wenige Studiendaten vor oder die Messwerte sind schwierig zu erheben, sodass die Erfassung anderer Messwerte nicht empfohlen wird. Eine Ausnahme stellt der **Taillenumfang** dar, welcher zusätzlich zum BMI gemessen werden sollte. Ein hoher Taillenumfang geht aufgrund der metabolischen Aktivität des viszeralen Fettgewebes mit einem erhöhten Risiko für übergewichts-assoziierte metabolische Erkrankungen einher [4].

Gemäß WHO steigt das Risiko für Stoffwechselerkrankungen wie Diabetes mellitus Typ 2 bei der europäischen Bevölkerung ab einem BMI von 25 kg/m² an (Tab. 4.1) [5].

Für den Taillenumfang hat die WHO für die europäische Bevölkerung Grenzwerte festgelegt, ab denen mit einem erhöhten Risiko für metabolische Komplikationen zu rechnen ist (Tab. 4.2) [6].

Die U.S. Food and Drug Administration (FDA) erachtet eine Gewichtsreduktion um 5 % des Ausgangsgewichts als klinisch bedeutsam [7]. Eine Gewichtsreduktion von 2–8 kg führt vor allem zu Beginn der Diabetestherapie zur Reduktion des kardiovaskulären Risikos (Reduktion des Blutdrucks und der Triglyceride, Erhöhung des HDL-Cholesterols) [1].

In der Adipositas-Leitlinie der deutschen Fachgesellschaften wird folgende Gewichtsreduktion in Abhängigkeit vom Ausgangs-BMI empfohlen [2]:
- BMI 25 bis 35 kg/m²: > 5 % des Ausgangsgewichts,
- BMI über 35 kg/m²: > 10 % des Ausgangsgewichts.

Da eine rasche Gewichtsreduktion mit einem erhöhten Gallensteinrisiko assoziiert ist, wird in der Regel eine langfristige und langsame Gewichtsabnahme angestrebt. Indem die tägliche Energiezufuhr um 500–600 kcal vermindert wird, kann eine Gewichtsabnahme von 0,5 kg pro Woche erreicht werden [2].

Viele Vorsätze Gewicht zu reduzieren, scheitern daran, dass kein konkreter Plan aufgestellt wird und keine gezielte Ernährungsumstellung erfolgt.

PRAXISBEISPIEL

Herr T. M. hat Typ-2-Diabetes und kommt in die Apotheke, um einen Schrittzähler zu kaufen. Nachdem er einen Bericht darüber gelesen hat, wie wichtig Bewegung bei Diabetes ist, will er wissen, wie aktiv er ist. Außerdem hat er sich vorgenommen, 5 kg Körpergewicht zu reduzieren.

Sein Vorsatz, sein Körpergewicht zu reduzieren, wird gelobt und es wird ihm bestätigt, dass er sich danach fitter fühlen wird. Schließlich fragt der Apotheker nach: Bis wann möchten Sie die 5 kg verloren haben? Das hat sich Herr T. M. noch nicht überlegt. Der Apotheker motiviert ihn, sich ein konkretes Zieldatum – beispielsweise in einem halben Jahr – zu setzen. Dann werde es ihm leichter fallen, das Ziel zu erreichen. Zur Unterstützung wird Herrn T. M. eine Broschüre mit Ernährungshinweisen und Bewegungstipps mitgegeben.

Um das Ziel mit dem Patienten festzulegen, kann das **SMART-Prinzip** angewendet werden. Dieses erleichtert die Zielformulierung. SMART steht dabei für specific (spezifisch), measurable (messbar), achievable (erreichbar), results-focused (Ergebnis orientiert), timely (terminierbar) [8].

Ein Ziel kann beispielsweise lauten: Bis zum [Datum] habe ich mein Körpergewicht von derzeit 100 kg auf 95 kg reduziert und passe dann wieder in meine Lieblingshose bzw. in die frühere Konfektionsgröße.

Anhand des Beispiels wird deutlich, dass Ziele messbare Größen sein sollen, die bis zu einem bestimmten Zeitpunkt erreichbar sind und für den Patienten einen Mehrwert bedeuten. Eine Beratung zur Lebensstiländerung ist dann besonders effektiv, wenn mit den Patienten Ziele vereinbart werden oder ein Aktionsplan aufgestellt wird.

Für die Beratung zur Lebensstilmodifikation eignet sich das **5A-Konzept**, welches ursprünglich für die Tabakentwöhnung entwickelt wurde [9]:

Ask – Abfragen des Ist-Zustands: Für die Beratung zur Gewichtsreduktion ist der BMI und der Taillenumfang festzustellen. Der BMI berechnet sich aus dem Körpergewicht [kg] dividiert durch die quadrierte Körpergröße [m]. Beispielsweise hat Herr T. M. mit einem Körpergewicht von 100 kg und einer Körpergröße von 1,8 m einen BMI von 30,86 kg/m^2. Sein Taillenumfang liegt bei 112 cm. Aufgrund seines BMI und Taillenumfangs ergibt sich ein deutlich erhöhtes Risiko für metabolische Komplikationen.

Advise – Anraten der Gewichtsreduktion: Die Vorteile der Gewichtsreduktion wird der Patient nur zum Teil relativ unmittelbar selbst merken. In der Regel verbessert sich die Lebensqualität – der Patient fühlt sich wohler, sodass man statt über das Zielgewicht über das Wohlfühlgewicht sprechen kann. Gelenkbeschwerden werden besser, die Lungenfunktion steigt und eine ggf. vorhandene Harninkontinenz wird weniger ausgeprägt sein. Weitere Vorteile der Gewichtsreduktion sind die Verbesserung des Glucosestoffwechsels, die Erhöhung des HDL-Cholesterins, die Reduktion der Triglyceride, die Senkung des Blutdrucks und von Entzündungsparametern. Im Vergleich zu Diabetikern, die keine Gewichtsreduktion erreichen, sinkt die Mortalität [2].

Assess – Ansprechen der Motivation: Obwohl zahlreiche rationale Gründe für eine Gewichtsreduktion sprechen, hat jeder Patient seine Gründe, die eine Aufrechterhaltung seines bisherigen Lebensstils rechtfertigen. Beim Ansprechen der Motivation ist daher das Für und Wider der Gewichtsreduktion gemeinsam mit dem Patienten zu betrachten. Bei der Gewichtsreduktion spielt die Überforderung eine nicht zu unterschätzende Rolle. Viele Patienten assoziieren Gewichtsreduktion außerdem mit einer strikten Beschränkung der Lebensmittelzufuhr und daher mit einem Verlust an Lebensqualität. In der Beratung ist es wichtig, dass der Patient aus der gemeinsamen Betrachtung des Für und Wider selbst die Entscheidung zur Lebensstiländerung trifft. Der Patient muss durch die Beratung befähigt werden, selbst eine informierte Entscheidung zu treffen, damit er bereit ist, diese umzusetzen.

Assist – Assistieren bei der Gewichtsreduktion: Anhand des Ausgangs-BMI wird mit dem Patienten ein realistisches Zielgewicht berechnet. Beispielsweise empfehlen die Fachgesellschaften bei einem BMI von 30,86 kg/m^2, wie ihn Herr T. M. hat, eine Gewichtsreduktion um mindestens 5 % des Ausgangsgewichts. Bei seinem Ausgangsgewicht von 100 kg würde dies eine Reduktion um mindestens 5 kg bedeuten. Mit Herrn T. M. könnte dann vereinbart werden, dass er in den ersten zwei Monaten 2 kg Körpergewicht reduziert und danach in jeweils zwei Monaten je 1 kg bis er nach acht Monaten sein Zielgewicht von 95 kg erreicht hat, welches er anschließend aufrecht erhält. Die Kontrolle der Gewichtsreduktion und der anschließenden Stabilisierung kann für ein Jahr alle zwei Monate in der Apotheke durchgeführt werden. Die Gewichtsabnahme sollte durch eine Kombination aus Ernährungsumstellung und Bewegungssteigerung erreicht werden. In der Regel benötigen die Patienten hierbei eine professionelle Unterstützung. Dies kann mithilfe von Gruppenschulungen, individuellen Ernährungsberatungen und schriftlichen Materialien geschehen [2].

Arrange – Arrangieren der Nachbetreuung: Nachdem der Aktionsplan zur Gewichtsreduktion gemeinsam aufgestellt wurde, sollte die Zielerreichung in einer Nachbetreuung überprüft werden. Hierbei können Erfolge und Schwierigkeiten angesprochen sowie neue Ziele vereinbart werden. Insgesamt sollte ein **Gewichtsreduktionsprogramm** mindestens acht Einheiten zu je 45 Minuten umfassen [10]. Die Einheiten können Gruppenschulungen, individuelle Beratungen oder eine Kombination aus beidem sein.

Im Rahmen der **Ernährungsumstellung** ist ein tägliches Energiedefizit von circa 500 kcal im Vergleich zur bisherigen Energiezufuhr anzustreben. Der Energiebedarf eines Patienten kann immer nur schätzungsweise berechnet werden. Die Kontrolle, ob der berechnete dem tatsächlichen Energiebedarf entspricht, erfolgt über das Körpergewicht. Zur Abschätzung des Grundumsatzes dient häufig folgende Formel:

◘ **Tab. 4.3** D-A-CH-Referenzwerte für Grundumsatz und Energiebedarf in kcal/Tag

Alter (Jahre)	Grundumsatz (m)	Grundumsatz (w)	Bedarf PAL 1,4 (m)	Bedarf PAL 1,4 (w)	Bedarf PAL 1,6 (m)	Bedarf PAL 1,6 (w)
1 bis < 4	820	760	1200	1100	1300	1200
4 bis < 7	970	910	1400	1300	1600	1500
7 bis < 10	1170	1080	1700	1500	1900	1800
10 bis < 13	1340	1230	1900	1700	2200	2000
13 bis < 15	1610	1380	2300	1900	2600	2200
15 bis < 19	1850	1430	2600	2000	3000	2300
19 bis < 25	1730	1370	2400	1900	2800	2200
25 bis < 51	1670	1310	2300	1800	2700	2100
51 bis < 65	1580	1220	2200	1700	2500	2000
65 und älter	1530	1180	2100	1700	2500	1900

PAL physical activity level, m männlich, w weiblich

Grundumsatz (in kcal pro Tag) = Körpergewicht [kg] × 24 Stunden

Bei Frauen sollte aufgrund der vergleichsweise geringeren Muskelmasse 100 kcal subtrahiert werden. Außerdem sinkt der Grundumsatz mit zunehmendem Alter, sodass ab dem 30. Lebensjahr pro Jahrzehnt 100 kcal zu subtrahieren sind. Bei übergewichtigen Personen kann es weiterhin sinnvoll sein, mit dem Normalgewicht statt dem tatsächlichen Körpergewicht zu rechnen.

Der tägliche Energiebedarf setzt sich aus dem Grund- und dem Leistungsumsatz zusammen. In Abhängigkeit von der körperlichen Aktivität wird der Grundumsatz mit dem Aktivitätslevel (**PAL – physical activity level**) multipliziert, um den täglichen Energiebedarf zu erhalten.

Energiebedarf = Grundumsatz × PAL

Wenn ein Patient Normalgewicht anstrebt, können die D-A-CH-Referenzwerte für die Energiezufuhr orientierend herangezogen werden (◘ Tab. 4.3). Die Referenzwerte von Deutschland, Österreich und der Schweiz für die Energiezufuhr wurden anhand von Personen mit einem BMI von 22 kg/m^2 kalkuliert [11].

Ein PAL-Wert von 1,4 entspricht einer überwiegend sitzenden und stehenden Tätigkeit. Bei einem PAL-Wert von 1,6 übt man eine stehende und gehende Tätigkeit aus. Der tatsächliche Energiebedarf kann jedoch stets vom berechneten Wert abweichen. Zur Überprüfung, ob mit dem rechnerisch ermittelten Energiebedarf und der Einsparung von 500 kcal pro Tag eine Gewichtsreduktion erzielt wird, ist eine regelmäßige, circa wöchentliche Gewichtskontrolle sinnvoll.

Um den Patienten aufzuzeigen, wie sie 500 kcal einsparen können, ist ein Beispiel zweckmäßig. Der Tagesplan (◘ Tab. 4.4) zeigt auf, was Herr T. M. (100 kg Körpergewicht; 1,80 m Körpergröße; PAL 1,4) in seiner Ernährung beachten kann, um 500 kcal einzusparen. Die empfohlene Energiezufuhr kann ausgehend vom Normalgewicht berechnet werden, wobei aufgrund des Alters (Ende 50) 200 kcal subtrahiert werden sollten.

PRAXISBEISPIEL

Die anzustrebende Energiezufuhr von Herrn T. M. kann folgendermaßen berechnet werden:
- GU = Normalgewicht × 24 – 200 kcal = 75 kg × 24 – 200 kcal = 1600 kcal
- Tagesenergiebedarf = GU × 1,4 = 1600 kcal × 1,4 = 2240 kcal

Bei der Energiereduktion um 500 kcal pro Tag kann Herr T. M. 1740 kcal täglich zu sich nehmen. Gemäß den DACH-Empfehlungen kann ein Herr, der Ende 50 ist, täglich circa 2200 kcal verzehren. Bei einer Energiereduktion um 500 kcal wären dies noch 1700 kcal. Die berechnete anzustrebende Energiezufuhr entspricht somit etwa den DACH-Empfehlungen.

Ein Tagesplan für Herrn T. M. könnte beispielsweise wie in ◘ Tab. 4.4 aussehen.

Parallel zur Ernährungsumstellung ist eine **Bewegungssteigerung** zu verfolgen, um zusätzlich den Energieverbrauch zu erhöhen. Die Bewegungssteigerung unterstützt die Gewichtsreduktion und vermindert den Abbau von Muskelmasse bei reduzierter Energiezufuhr. Insgesamt sind pro Woche mindestens 150 Minuten Bewegung von wenigstens moderater Intensität empfehlenswert. Patienten, die bisher inaktiv waren, sollten vor Beginn körperlicher Aktivität einen ärztlichen Check-up durchführen lassen, um die Sporteignung festzustellen [2]. Eine Steigerung der Alltagsaktivität ist hingegen in der Regel auch ohne vorherige ärztliche Abklärung möglich. Die Alltagsaktivität kann mit einem Schrittzähler objektiviert werden. Anhand der Kategorien in ◘ Tab. 4.5 können Erwachsene ihre Aktivität einfach überprüfen [13].

■ Tab. 4.4 Tagesplan mit einer Energiezufuhr von circa 1700 kcal nach [12]

Lebensmittel	Menge [g]	Energie [kcal][1]	KH [g][2]	BE[3]	Proteine [g]	Fett [g]
Frühstück: Vollkornbrot mit Konfitüre, Vollkornbrot mit Kräuterquark, Birne						
Roggenvollkornbrot	100	209	39	3,25	7	1
Butter	10	75	–	–	0,1	8,3
Konfitüre	20	49	12	1	–	–
Kräuterquark (30 % Fett i. Tr.)	30	38	1,2	–	2,4	2,7
Birne	125	78	15	1,25	1,3	–
Mittagessen: Vollkornbrot mit Kräuterquark, Vollkornbrot mit Bierschinken, Tomate, Naturjoghurt mit Erdbeeren und Getreideflocken						
Roggenvollkornbrot	100	209	39	3,25	7	1
Kräuterquark (30 % Fett i. Tr.)	30	38	1,2	–	2,4	2,7
Butter	10	75	–	–	0,1	8,3
Bierschinken	25	43	0,5	–	4,3	2,5
Tomate	125	24	3,8	0,25	1,3	–
Joghurt 1,5 % Fett	150	75	9	0,75	6	3
Erdbeeren	125	44	7,5	0,75	1,3	–
Getreideflocken	20	75	12	1	2,6	1,4
Abendessen: Kopfsalat mit Croutons und Sonnenblumenkernen, Salzkartoffeln und Kabeljau auf Gemüsebett, 2 Pralinen						
Kopfsalat	50	7	0,5	–	0,5	–
Toastbrot, Weizenmehl	30	73	14,7	1,25	2,4	0,3
Sonnenblumenkerne	15	89	1,8	0,25	3,3	7,4
Rapsöl	10	90	–	–	–	10
Kartoffeln	200	154	32	2,75	4	–
Kabeljau	150	114	–	–	27	1,5
Möhren	50	16	2,5	0,25	0,5	–
Knollensellerie	50	13	1	–	1	–
Lauch	50	15	1,5	0,25	1	–
Pralinen	25	102	21,3	1,75	0,3	1,5
Gesamt	–	1705	215,5	18	75,8	51,6
Soll	–	1700	187–249	16–21	41–83	Max. 64

[1] gerundet, [2] gerundet auf eine Dezimalstelle, [3] gerundet auf ¼ BE
KH Kohlenhydrate, **BE** Broteinheiten

□ **Tab. 4.5** Aktivitätslevel Erwachsener anhand der täglichen Schrittzahl nach [13]

Tägliche Schrittzahl	Aktivitätslevel
< 5000 Schritte/Tag	Bewegungsmangel, sitzende Lebensweise
5000–7499 Schritte/Tag	Wenig aktiv
7500–9999 Schritte/Tag	Mittel aktiv
10 000–12 500 Schritte/Tag	Aktiv
> 12 500 Schritte/Tag	Sehr aktiv

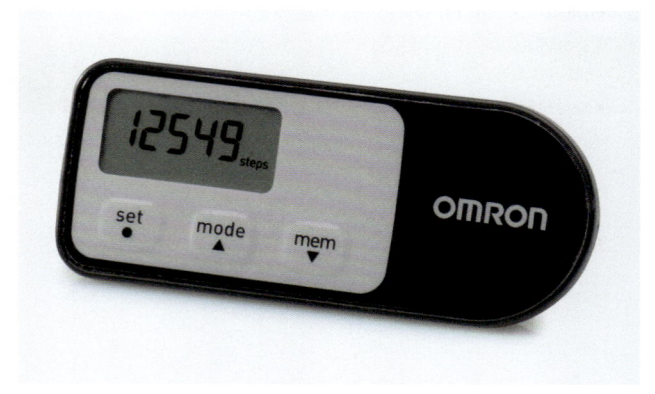

○ **Abb. 4.1** Schrittzähler Omron Walking Style One 2.1

Erwachsenen wird zur Gesunderhaltung ein tägliches Aktivitätslevel von 10 000 Schritten empfohlen. Für ältere Erwachsene und Personen mit Komorbiditäten ist ein Aktivitätslevel von 7000–10 000 Schritten pro Tag sinnvoll [13]. Da für **Schrittzähler** (○ Abb. 4.1) evidenzbasierte Empfehlungswerte vorliegen, sind diese Aktivitätssensoren vorzuziehen. Bei der Auswahl des Schrittzählers sollte auf eine hohe Messgenauigkeit der Schrittzahl geachtet werden und patientenindividuelle Auswahlfaktoren wie Größe des Displays sowie Einfachheit der Handhabung sollten berücksichtigt werden.

Um einen nachhaltigen Effekt auf den Stoffwechsel zu erzielen, ist vor allem die Regelmäßigkeit wichtig. Gezielte körperliche Aktivität, die mindestens 10 Minuten am Stück ausgeübt wird, führt insulinunabhängig zu einem vermehrten Einbau von Glucosetransportern in die Muskelzellen. In der Folge sinkt der Blutglucosespiegel. Derartige positive Effekte auf den Stoffwechsel bleiben jedoch maximal 48–72 Stunden nach der Aktivität erhalten. Die WHO empfiehlt daher an mindestens fünf Tagen pro Woche wenigstens 30 Minuten moderat-intensiv körperlich aktiv zu sein. Hierbei können Aktivitäten von je 10 Minuten addiert werden, sodass jemand der beispielsweise morgens und abends 15 Minuten Arbeitsweg zu Fuß zurücklegt, diese Empfehlung erreicht. Die regelmäßige Bewegung unterstützt die Gewichtsreduktion und erleichtert die Gewichtsstabilisierung [14].

Ernährung

Die Ernährung spielt als Teil des Diabetesmanagements sowohl bei Diabetes mellitus Typ 1 als auch bei Typ 2 eine wesentliche Rolle.

Für Diabetiker ist eine **ausgewogene Ernährung** empfehlenswert, die im Wesentlichen den Ernährungsempfehlungen für die Allgemeinbevölkerung gleicht. Die Studiendaten sind nicht ausreichend, um eine spezielle Kostform zu empfehlen. Diätetische Lebensmittel für Diabetiker wurden aus der Diätverordnung gestrichen, da diese keinen Zusatznutzen hatten. Durch die Verwendung von Fructose oder Zuckeraustauschstoffen statt Saccharose führten sie zwar zu einem langsameren Anstieg des Blutglucosespiegels, hatten allerdings nachteilige Auswirkungen auf den Triglyceridstoffwechsel.

> **UPDATE**
>
> Fructose und Zuckeraustauschstoffe beeinflussen den Fettstoffwechsel negativ und wurden demzufolge aus den Ernährungsempfehlungen gestrichen.

Diabetiker dürfen die Lebensmittelvielfalt ebenso nutzen wie die Allgemeinbevölkerung, sodass auch die Empfehlungen für die Lebensmittelauswahl (□ Tab. 4.6) vergleichbar wie für Gesunde sind [1, 14].

Die Deutsche Gesellschaft für Ernährung empfiehlt, dass sich die Gesamtenergiezufuhr in folgendem Verhältnis aus den Makronährstoffen zusammensetzt: Kohlenhydrate 45–60 %, Fette bis 35 %, Proteine 10–20 % [15].

Die American Diabetes Association empfiehlt hingegen aufgrund unzureichender Evidenz für ein bestimmtes prozentuales Verhältnis, die Zusammensetzung der Gesamtenergiezufuhr gemäß der individuellen Vorlieben zu gestalten. Die Hinweise zu einer ausgewogenen Ernährung in □ Tab. 4.6 sollten dabei berücksichtigt werden [1].

Für eine gute glykämische Kontrolle ist es jedoch erforderlich, dass die Patienten lernen, die Kohlenhydratzufuhr einzuschätzen. Weiterhin ist es notwendig, die **Blutzuckerwirksamkeit** der Lebensmittel zu kennen [14].

Die Kohlenhydratzufuhr wird in Broteinheiten (1 BE = 12 g Kohlenhydrate) bzw. Kohlenhydrateinheiten (1 KE = 10 g Kohlenhydrate) geschätzt. Eine BE/KE erhöht den Blutglucosewert durchschnittlich um 20–40 mg/dl (entspricht 1,1–2,2 mmol/l). Patienten mit einer intensivierten Insulintherapie können die Nahrungsaufnahme in der Regel frei wählen und berechnen die benötigte Menge Mahlzeiteninsulin anhand der Nahrungszufuhr. Zu beachten ist hierbei, dass die Gesamtkalorienzufuhr an den Verbrauch angepasst sein sollte und die Insulinmenge auch die körperliche Aktivität berücksichtigt [1, 14].

> Auch bei der konventionellen Insulintherapie und bei Behandlung mit anderen Antidiabetika müssen die Patienten die Blutzuckerwirksamkeit ihrer Therapie und der Nahrung kennen. Nur so kann verhindert werden, dass ein Kreislauf entsteht, der zu einer enormen Gewichtszunahme führt.

Tab. 4.6 Empfehlungen für die Lebensmittelauswahl nach ADA (American Diabetes Association) und Nationale Versorgungsleitlinie

Makronährstoffe	Empfehlungen
Kohlenhydrate	Gemüse, Obst, Vollkornprodukte und Hülsenfrüchte als Kohlenhydratlieferanten sind zu bevorzugen. Zuckerhaltige Getränke sollten nicht verzehrt werden, da diese zu Blutglucosespitzen führen und eine Gewichtsabnahme konterkarieren. Ballaststoffe mindestens in dem Ausmaß verzehren, wie für Gesunde empfohlen (circa 30 g/Tag für Erwachsene).
Fette	Die Fettqualität beeinflusst den Stoffwechsel stärker als das Ausmaß der Fettzufuhr. Mehrfach ungesättigte Fettsäuren und Omega-3-Fettsäuren wirken sich günstig auf die Lipoproteine und das kardiovaskuläre Risiko aus. Pflanzliche Öle und Fisch sind daher tierischen Fetten und einer hohen Fleischzufuhr vorzuziehen. Diabetikern sind mindestens zwei Portionen Fisch pro Woche zu empfehlen. Fertigprodukte und Gebäck mit einem hohen Anteil gesättigter Fettsäuren und von trans-Fetten wirken sich ungünstig auf die glykämische Kontrolle und den Lipoproteinstoffwechsel aus.
Proteine	Die Proteinzufuhr kann unverändert beibehalten werden, wenn keine Nephropathie vorliegt. Bei Niereninsuffizienz sollte die Proteinzufuhr auf 0,8 g/kg Körpergewicht beschränkt werden (Nationale Versorgungsleitlinie). Bei Mikro- oder Makroalbuminurie ist eine Beschränkung der Proteinzufuhr unter die übliche Aufnahmemenge nicht sinnvoll, weil dadurch die Glucosekontrolle, das kardiovaskuläre Risiko und das Fortschreiten der Nierenfunktionsstörung nicht beeinflusst werden kann (ADA).

Wenn die blutglucosesenkende Wirkung der Pharmakotherapie stärker ausgeprägt ist als die blutglucoseerhöhende Wirkung einer Mahlzeit, besteht die Gefahr einer Hypoglykämie. Der Patient muss der Hypoglykämie mit einer zusätzlichen Nahrungsaufnahme entgegen wirken. Dies kann zur Folge haben, dass die Gesamtenergiezufuhr höher liegt als der Energiebedarf, sodass das Körpergewicht steigt. Dies wiederum kann eine Intensivierung der Pharmakotherapie nach sich ziehen und so langfristig zu einer enormen Gewichtszunahme führen – häufig als **Insulinmast** bezeichnet.

Diabetiker benötigen **Schulungen**, um die Blutzuckerwirksamkeit und die Kohlenhydratzufuhr einschätzen zu können. Hierbei lernen die Patienten mit Kohlenhydrat- und Kalorientabellen umzugehen und die Zufuhr anhand von üblichen Küchenmaßen einzuschätzen. Regelmäßige Nachschulungen (circa alle zwei Jahre) sind sinnvoll, da die Kohlenhydratzufuhr im Laufe der Zeit eher zu niedrig eingeschätzt wird.

Die für den Diabetiker wichtigste Frage „Was darf ich denn jetzt noch essen?" kann mit einem „Alles" beantwortet werden. Die Patienten sollten jedoch lernen, ausgewogen zu essen. In Schulungen wird hierfür beispielsweise mit Ampelfarben für empfehlenswerte (grün), maßvoll zu verzehrende (gelb) und sparsam aufzunehmende (rot) Lebensmittel gearbeitet. Die Zusammenstellung einer ausgewogenen Ernährung wird auch anhand von Ernährungspyramiden oder „healthy eating plates" dargestellt. Die Ernährungspyramide (o Abb. 4.2) dient Patienten vor allem bei der Umstellung ihrer Ernährung als wichtige Orientierung.

Grün hinterlegte Lebensmittel dürfen reichlich verzehrt werden, dazu zählen:
- kalorienfreie/-arme Getränke (Wasser, ungesüßter Tee und Kaffee),
- frisches Obst (zwei Portionen pro Tag) und Gemüse bzw. Salat (drei Portionen pro Tag),
- komplexe Kohlenhydrate (Brot, Getreideflocken, Kartoffeln, Reis, Nudeln usw.; vier Portionen pro Tag, Vollkornvarianten bevorzugen).

Gelb hinterlegte Lebensmittel dürfen mäßig oft verzehrt werden, dazu zählen:
- Milchprodukte (drei Portionen pro Tag, vor allem zur Deckung des Calciumbedarfs),
- Fisch/Fleisch/Ei (wechselnd eine Portion pro Tag, davon mindestens zwei Portionen Fisch pro Woche).

Rot hinterlegte Lebensmittel sind sparsam aufzunehmen, dazu zählen:
- Fette und Öle (pflanzliche Öle bei der Speisezubereitung bevorzugen),
- Süßes, Snacks, Alkohol (insgesamt maximal 10 % der täglichen Energiezufuhr, besser weniger als 5 %; entspricht maximal eine Hand voll pro Tag).

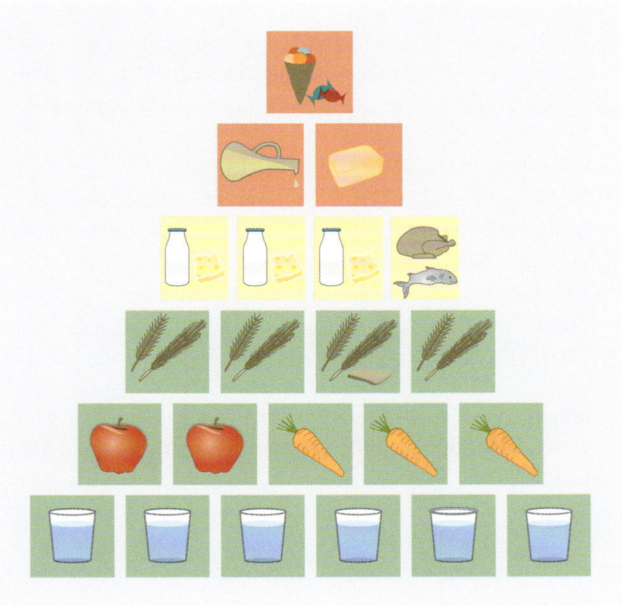

Abb. 4.2 Ernährungspyramide nach aid Infodienst [16]

HEALTHY EATING PLATE

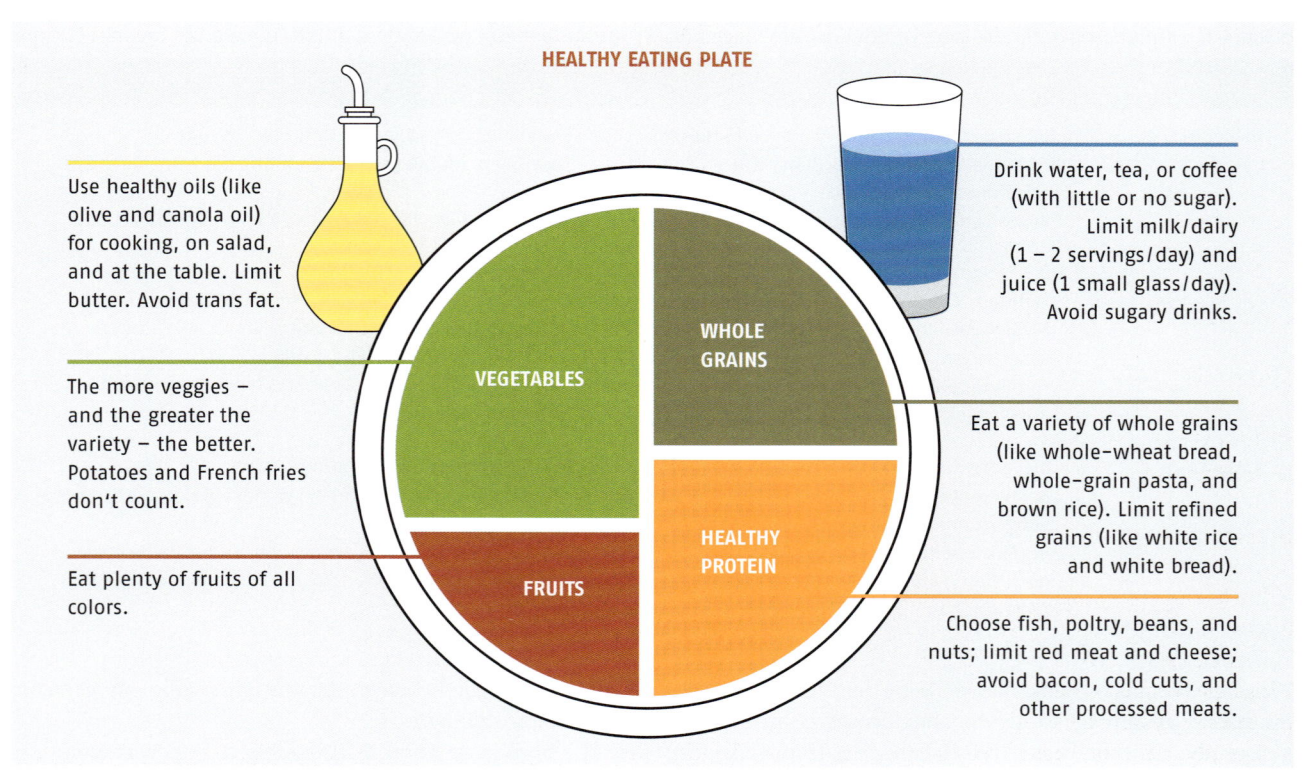

Use healthy oils (like olive and canola oil) for cooking, on salad, and at the table. Limit butter. Avoid trans fat.

The more veggies — and the greater the variety — the better. Potatoes and French fries don't count.

Eat plenty of fruits of all colors.

VEGETABLES

FRUITS

WHOLE GRAINS

HEALTHY PROTEIN

Drink water, tea, or coffee (with little or no sugar). Limit milk/dairy (1 – 2 servings/day) and juice (1 small glass/day). Avoid sugary drinks.

Eat a variety of whole grains (like whole-wheat bread, whole-grain pasta, and brown rice). Limit refined grains (like white rice and white bread).

Choose fish, poltry, beans, and nuts; limit red meat and cheese; avoid bacon, cold cuts, and other processed meats.

Abb. 4.3 Healthy eating plate. Nach Harvard University [17]

Um eine Ernährungsumstellung allmählich zu vollziehen, sollten sich die Patienten die Schichten der Pyramide einzeln vornehmen und die Pyramide von unten aufbauen. Bei vielen Menschen ist bereits eine Umstellung der Getränkeauswahl ein wichtiger Faktor, um Körpergewicht zu reduzieren.

Um beispielsweise die warme Tagesmahlzeit ausgewogen und kaloriengerecht zusammenzustellen, bietet die „healthy eating plate" (○ Abb. 4.3) eine gute Orientierung [17].

Eine Mahlzeit, bei der die Hälfte des Tellers aus Gemüse und Obst besteht, erleichtert eine bedarfsgerechte Ernährung, die ausreichend sättigt.

Für Patienten mit Diabetes ist es zusätzlich wichtig zu wissen, wie viele KE sie mit ihrer Nahrung aufnehmen. In vereinfachter Form wird zunächst davon ausgegangen, dass Lebensmittel, die kaum bzw. keine Kohlenhydrate enthalten, nicht bei der KE/BE-Berechnung zu berücksichtigen sind.

Lebensmittel ohne KE/BE-Berücksichtigung
- Wasser, ungesüßter Tee und schwarzer, ungesüßter Kaffee,
- zahlreiche Gemüse- und Salatsorten (Ausnahme: Mais),
- Hülsenfrüchte in normalen Portionsgrößen,
- Käse, Quarkerzeugnisse ohne Zuckerzusatz,
- Fisch, Fleisch, Wurst, Ei,
- Fette, Öle, Nüsse.

Lebensmittel mit KE/BE-Berücksichtigung
- zuckergesüßte Getränke wie Limonade, Obstsäfte, Alkohol,
- Milch, Joghurt, Buttermilch, Kefir, Molke, Dickmilch,
- Obst,
- Brot und andere Getreideprodukte, Kartoffeln, Reis, Nudeln.

Typ-1-Diabetiker wissen außerdem häufig aus Erfahrung, dass auch der Verzehr einer scheinbar kohlenhydratfreien Mahlzeit (z. B. Steak mit grünem Salat) zu einem Blutglucoseanstieg führen kann. Aus Fetten kann das enthaltene Glycerin nach Phosphorylierung in der Glykolyse oder nach Beta-Oxidation im Citratzyklus ebenfalls in Glucose umgewandelt werden. Auch das Kohlenstoffgerüst der Proteine kann zur Energiegewinnung dienen. Dadurch kommt es zu einem verzögerten Anstieg der Blutglucose, der mehrere Stunden anhält. So kann beispielsweise ein Grillabend den Typ-1-Diabetiker am nächsten Morgen mit scheinbar unerklärlich hohen Blutglucosewerten überraschen.

> **UPDATE**
>
> Auch Fette und Proteine können zu einer (verzögerten) Erhöhung der Blutglucosewerte führen. Durch die Berechnung der Fett-Protein-Einheiten (FPE) einer Mahlzeit kann der Anstieg in der Insulinpumpentherapie berücksichtigt werden.

Patienten mit Typ-1-Diabetes, die gut geschult sind und eine Insulinpumpe tragen, berechnen bei einer ausschließlich protein- und fetthaltigen Mahlzeit sogenannte **Fett-Protein-Einheiten (FPE)**. Eine FPE entspricht 100 kcal aus Proteinen und Fetten. Je höher die Kalorienzufuhr aus Fetten und Proteinen, desto länger hält die blutglucoseerhöhende Wirkung an. Während eine FPE für circa drei Stunden blutzuckererhöhend wirkt, steigt der Blutglucosespiegel bei Verzehr von vier FPE oder mehr für circa 7–8 Stunden an. Pro FPE ist in der Regel 1 IE Bolusinsulin notwendig, um der blutglucoseerhöhenden Wirkung entgegen zu steuern. Bei einer Insulinpumpe kann dieser Bolus über den notwendigen Zeitraum gleichmäßig appliziert werden, sodass sich die Berücksichtigung der FPE nur für Patienten mit Insulinpumpentherapie eignet. Zudem wirken Fette und Proteine nicht bei allen Menschen mit Diabetes mellitus gleichermaßen blutglucoseerhöhend, sodass es individuell verschieden ist, inwiefern die FPE berücksichtigt werden müssen [18].

Die **Berechnung des Bolusinsulins** bei einer ausschließlich fett- und proteinhaltigen Mahlzeit wird bei Bedarf folgendermaßen durchgeführt [18]:

$$\text{FPE} = \frac{(\text{Gramm Fett} \times 9\,\text{kcal}) + (\text{Gramm Eiweiß} \times 4\,\text{kcal})}{100}$$

IE Bolusinsulin = FPE × individueller tageszeitabhängiger KE-Faktor

Bei einer Bratwurst mit 38 g Fett und 17 g Eiweiß ergibt sich beispielsweise ein FPE von 4,1, der dann noch mit dem individuellen tageszeitabhängigen KE-Faktor multipliziert wird, um die IE des Bolusinsulins zu ermitteln.

Neben den KE/BE und den FPE fallen im Zusammenhang mit Diabetes auch häufig die Begriff glykämischer Index und glykämische Last.

Der **glykämische Index** (GI) ist ein Maß für die Blutglucosewirksamkeit nach Zufuhr von 50 g verwertbaren Kohlenhydraten mit einem Testlebensmittel. Ein hoher GI bedeutet, dass das Lebensmittel für sich alleine verzehrt zu einem raschen Anstieg des Blutglucosespiegels führt. Bei dieser Betrachtung ist jedoch von Nachteil, dass man nicht immer eine so große oder kleine Portion eines Lebensmittels verzehrt, dass diese 50 g verwertbare Kohlenhydrate enthält. Daher wurde der Begriff **glykämische Last** (GL) eingeführt. Die glykämische Last berücksichtigt die verzehrte Portionsgröße [19]:

$$\text{Glykämische Last} = \frac{\text{GI} \times \text{verzehrte verwertbare Kohlenhydrate [g]}}{100}$$

Ein Nachteil der sowohl den glykämischen Index als auch die glykämische Last betrifft ist jedoch, dass der Blutglucoseanstieg von der Zusammensetzung der Mahlzeit beeinflusst wird und Lebensmittel nur selten isoliert verzehrt werden. Aufgrund dieser Komplexität ist das Konzept Glykämischer Index/Glykämische Last kaum in die Praxis umsetzbar. Der dahinterstehende Grundgedanke lässt sich durch die bevorzugte Aufnahme von Vollkornprodukten, Salat, Gemüse und Hülsenfrüchte ebenfalls umsetzen.

Ernährungstrends

Immer mehr Menschen entscheiden sich für eine **vegetarische** oder **vegane Ernährung**. Die damit assoziierte häufig höhere Aufnahme von Gemüse, Obst und Vollkornprodukten kann eine Gewichtsreduktion erleichtern und somit das Diabetes-Risiko reduzieren. Bei Patienten mit Typ-2-Diabetes kann eine vegetarische Ernährung zu einer Reduktion des HbA_{1c}-Werts beitragen, wobei nicht unterschieden werden kann, ob die Verbesserung der glykämischen Kontrolle auf die vegetarische Ernährung oder die oftmals assoziierte Gewichtsreduktion zurückzuführen ist [20, 21].

Eine vegetarische und vor allem eine vegane Ernährung sind jedoch auch mit Risiken verbunden. Vegetarier und Veganer haben ein erhöhtes Risiko für eine Anämie und für Muskelschwäche aufgrund von Proteinmangel. Frauen, die sich vegetarisch oder vegan ernähren und viel Sport machen, haben außerdem häufiger Störungen im Menstruationszyklus. Eine vegetarische Ernährung in der Schwangerschaft ist bei guter Lebensmittelauswahl möglich und häufig sind nur die Supplemente notwendig, die auch anderen Schwangeren empfohlen werden (Folsäure, Iod, Vitamin D; ggf. zusätzlich Eisen, DHA). Bei einer veganen Ernährung muss jedoch in jedem Fall eine darüber hinausgehende Supplementierung von Vitaminen und Mineralstoffen erfolgen, um eine normale Entwicklung des Ungeborenen sicherzustellen [22, 23].

Kindern mit Diabetes kann eine vegane Ernährung ebenfalls nicht empfohlen werden, da dies eine normale kognitive Entwicklung gefährden würde. Eine ovo-lacto-vegetarische Ernährung (mit Aufnahme von Milchprodukten und Eiern) ist bei Kindern möglich, jedoch sollte hier ebenfalls besonders auf die Zusammenstellung der Nahrung geachtet werden, um die Aufnahme essenzieller Aminosäuren und Fettsäuren sicherzustellen [22, 23].

Süßungsmittel

Unter dem Begriff Süßungsmittel werden in der Europäischen Union Zuckeraustauschstoffe und Süßstoffe zusammengefasst. Sie zählen zu den Lebensmittelzusatzstoffen, die vor der Verwendung zugelassen werden müssen [24].

Für **Süßstoffe** müssen Mengen (ADI = acceptable daily intake) angegeben werden, unterhalb deren bei täglicher Aufnahme lebenslang nicht mit einer Gesundheitsgefährdung zu rechnen ist. Bei **Zuckeraustauschstoffen** findet man stattdessen häufig die Angabe „kann bei übermäßigem Verzehr abführend wirken", da die Zuckeralkohole osmotisch bedingt die Flüssigkeitsrückresorption aus dem Darm hemmen [24].

> **UPDATE**
>
> Der übermäßige Konsum von zuckerhaltigen Getränken erhöht das Risiko für Diabetes mellitus Typ 2. Vermutlich gilt dies ebenso für Getränke, die Süßungsmittel erhalten.

Süßungsmittel werden häufig als Ersatz für Zucker genutzt, um Kalorien zu sparen oder Blutzuckerspitzen zu vermeiden. Ein Review belegte, dass der regelmäßige Konsum von zuckergesüßten Getränken das Risiko für Typ-2-Diabetes erhöht. Aufgrund von Verzerrungen (z. B. Publikations-Bias) konnte nicht sicher ausgeschlossen werden, dass auch der regelmäßige Konsum von Süßungsmittel enthaltenden Getränken oder Fruchtsäften das Risiko für Typ-2-Diabetes erhöht [25].

Um eine Gewöhnung an den süßen Geschmack zu vermeiden, sollte generell sparsam mit Süßungsmitteln umgegangen werden. Diabetiker können Süßungsmittel bei

Beachtung der maßvollen Verwendung bevorzugt zum Süßen heranziehen, da diese weniger bzw. keine Blutzuckerspitzen verursachen [14].

Alkohol

Alkohol hemmt die Gluconeogenese in der Leber, sodass Alkoholkonsum verzögert zu einer Hypoglykämie führen kann. Daher wird Diabetikern empfohlen, dass sie maximal ein Glas Alkohol pro Tag (Frauen) bzw. zwei Gläser Alkohol pro Tag (Männer) trinken. Vor allem bei der Therapie mit Insulin und oralen Antidiabetika, welche die Insulinsekretion fördern (z. B. Sulfonylharnstoffe, Glinide), ist das Hypoglykämierisiko bei Alkoholkonsum erhöht. Ein hoher Alkoholkonsum kann außerdem dazu führen, dass der Patient die Hypoglykämie nicht oder erst spät bemerkt. Bei Patienten, die mit Metformin therapiert werden, steigert Alkoholkonsum das Risiko eine Lactatazidose zu entwickeln und ins diabetische Koma zu fallen. Ein hoher Alkoholkonsum ist außerdem mit einem gesteigerten Neuropathierisiko verbunden [1, 14].

> **UPDATE**
> Alkoholkonsum erhöht das Risiko für eine Hypoglykämie und kann bewirken, dass diese nicht oder zu spät erkannt wird.

Um nächtliche Hypoglykämien zu vermeiden, ist es sinnvoll, Alkohol nicht kurz vor dem Schlafen gehen zu trinken. Im Idealfall wird Alkohol auch nicht isoliert aufgenommen, sondern zu einer kohlenhydrathaltigen Mahlzeit. Für die Alkoholkalorien sollte zudem kein zusätzliches Insulin appliziert werden. Darüber hinaus kann eine Beschränkung des Alkoholkonsums zu einer Verbesserung des Triglyceridspiegels führen [1, 14].

Nahrungsergänzungsmittel

> **UPDATE**
> Für Diabetiker, die keine Vitamin- oder Mineralstoffdefizite aufweisen, gibt es keine ausreichende Evidenz, dass diese von Supplementen profitieren könnten [1].

Antioxidanzien wie Vitamin C, Vitamin E und Carotinoide sollten bei Diabetes nicht routinemäßig supplementiert werden, da die Sicherheit bei längerfristiger Einnahme fraglich ist [1].

Obwohl regelmäßiger Fischverzehr zu einer Reduktion des kardiovaskulären Risikos beiträgt, kann die Einnahme von Fischöl-Supplementen nicht empfohlen werden. Mit hoher Evidenz konnte für **Fischöl-Supplemente** keine Auswirkung bei der Prävention oder Therapie kardiovaskulärer Erkrankungen festgestellt werden [1].

Weiterhin besteht keine klare Evidenz, dass die Einnahme von **Vitamin D, Chrom** oder **Magnesium** zu einer Verbesserung der glykämischen Kontrolle beiträgt. Auch die Wirkung von **Zimt** bei Diabetes ist unzureichend belegt [1].

Die Gabe von **Vitamin B_{12}** kann bei bestehendem Vitamin-B_{12}-Mangel zu einer Besserung polyneuropathischer Symptome beitragen. Das Risiko für einen Vitamin-B_{12}-Mangel steigt durch die langfristige Einnahme von Metformin, da die Vitamin-B_{12}-Aufnahme gehemmt wird. Bei einer megaloblastären Anämie (vergrößerte Erythrozyten mit erhöhtem Hämoglobingehalt, MCV und MCH sind erhöht) unter Metformin-Einnahme sollten daher Marker für einen Vitamin-B_{12}-Mangel kontrolliert werden (Holotranscobalamin = Holo-TC, Methylmalonsäure = MMA, Gesamt-Vitamin-B_{12}). Die tägliche Einnahme von 1–2 mg Cyanocobalamin kann bei normaler oraler Resorption innerhalb mehrerer Monate zu einer Normalisierung der damit verbundenen Stoffwechsellage führen. Gedächtnisleistung, Parästhesien und neurologische Symptome können sich verbessern. Wenn die Resorption wie bei der langfristigen Metformin-Einnahme gehemmt ist, ist jedoch eine zunächst tägliche, später wöchentliche bzw. monatliche intramuskuläre Injektion von Vitamin B_{12} zu bevorzugen [26].

Sport und Diabetes

Sport und Diabetes schließen sich nicht aus – das zeigen auch Hochleistungssportler, die an Typ-1-Diabetes erkrankt sind. Den Diabetiker stellt Sport jedoch vor die Herausforderung, dass die Muskulatur auch insulinunabhängig durch regelmäßige Kontraktionen Glucose aus dem Blut aufnehmen kann. Ungeplante körperliche Aktivität kann deshalb vor allem beim Typ-1-Diabetiker rasch zu einer Hypoglykämie führen. Dennoch ist dies kein Grund, Sport zu meiden, da regelmäßige körperliche Aktivität das kardiovaskuläre Risiko reduziert.

Daher gelten für Diabetiker die gleichen **Empfehlungen für regelmäßige körperliche Aktivität** wie für gesunde Erwachsene [14, 27]:

- Mindestens 150 Minuten Ausdauertraining pro Woche mit moderater Intensität. Idealerweise werden diese zu je 30 Minuten auf fünf Tage pro Woche aufgeteilt. Wenn die 150 Minuten auf weniger Tage aufgeteilt werden, so ist zu beachten, dass zwischen zwei Trainingseinheiten nicht mehr als zwei Tage Pause sein sollten, da die positiven Effekte auf den Stoffwechsel nur circa 48–72 Stunden anhalten.
- Eine Aktivität sollte mindestens 10 Minuten dauern. Personen, die bislang körperlich inaktiv waren, können aber auch mit kürzeren Aktivitäten beginnen und sich langsam steigern. Bevor anstrengendere Aktivitäten als zügiges Gehen ausgeübt werden, sollte die Sporteignung von einem Arzt festgestellt werden.
- Wenn keine Kontraindikationen bestehen, sollte zusätzlich mindestens zweimal wöchentlich Krafttraining ausgeübt werden.

◘ **Tab. 4.7** Gegensteuernde Maßnahmen vor körperlicher Aktivität in Abhängigkeit vom Blutzuckerwert

Blutzuckerwert	Gegensteuernde Maßnahmen
Unter 100 mg/dl (5,5 mmol/l) vor geplanter körperlicher Aktivität	15–30 g Kohlenhydrate verzehren, geeignet sind beispielsweise Brot oder Banane. Die notwendige Kohlenhydratmenge ist dabei von der geplanten Aktivität (Intensität, Dauer) und dem Trend des Blutzuckerwerts abhängig. Aus diesem Grund wird von Typ-1-Diabetikern das kontinuierliche Glucosemonitoring (CGM) sehr geschätzt, welches ihnen beispielsweise vor dem Nachhauseweg von der Schule anzeigt, ob sich der Blutzuckerwert im Fallen oder im Steigen befindet.
Über 300 mg/dl (16,7 mmol/l) vor geplanter körperlicher Aktivität	Bei gleichzeitig vorliegendem Unwohlsein sollten die Patienten die Ketone im Blut oder im Urin bestimmen. Körperliche Aktivität kann bei einem derart ausgeprägten Insulindefizit zu einem weiteren Anstieg des Blutzuckers führen, da der Körper versucht aus Fettsäuren Energie bereit zu stellen. Wenn die Ketone erhöht sind, sollte zusätzliches Insulin appliziert werden und die körperliche Aktivität verschoben werden. Wenn sich die Patienten jedoch wohl fühlen und keine erhöhten Ketonwerte nachweisbar sind, besteht kein Grund eine körperliche Aktivität zu verschieben. Die Patienten müssen dann jedoch besonders auf eine ausreichende Hydratation und Symptome wie Übelkeit, Müdigkeit oder verschwommene Sicht achten.

> **Positive Auswirkungen von Bewegung bei Diabetes**
> Bewegung ist ein wichtiger Teil des Diabetes-Managements. Durch regelmäßige körperliche Aktivität lässt sich das kardiovaskuläre Risiko reduzieren, die Reduktion bzw. Stabilisierung des Körpergewichts unterstützen und das Wohlbefinden steigern. Weiterhin wird die Entwicklung einer diabetischen peripheren Neuropathie verzögert.

Bei Menschen mit Typ-2-Diabetes verbessert sich außerdem die glykämische Kontrolle. Aufgrund der vergleichsweise geringeren Risiken ist eine moderat-intensive Aktivität einer hoch-intensiven Aktivität vorzuziehen. Ausdauersportarten, bei denen mit 50–70 % der maximalen Herzfrequenz trainiert werden kann, sind beispielsweise Schwimmen, Tanzen, zügiges Gehen und Fahrrad fahren [14].

Risikoreiche Sportarten wie Fallschirmspringen, Tauchen und Skifahren in großer Höhe sind auch Diabetikern nicht verboten. Allerdings sollten die Patienten dann über reichlich Erfahrung mit ihrer Krankheit und über eine gute Hypoglykämiewahrnehmung verfügen.

Um Hypoglykämien im Zusammenhang mit körperlicher Aktivität zu vermeiden, sollten Patienten mit einer Insulintherapie vor der geplanten körperlichen Aktivität den Blutzucker messen. In Abhängigkeit vom gemessenen Wert, sind in bestimmten Fällen eine erhöhte Aufmerksamkeit und gegebenenfalls die Durchführung gegensteuernder Maßnahmen notwendig (◘ Tab. 4.7) [27].

Patienten mit **Diabetes mellitus Typ 2**, die ausschließlich mit oralen Antidiabetika behandelt werden, müssen vor sportlichen Aktivitäten, die weniger als eine Stunde dauern, in der Regel keinen Blutzucker messen. Bei ihnen ist das Hypoglykämierisiko eher gering. Bei der Einnahme von insulinotropen Antidiabetika (z. B. Sulfonylharnstoffe, Glinide) sollte jedoch vorsichtshalber der Blutzucker vor und nach der Aktivität gemessen werden und während dem Sport besonders auf Anzeichen einer Hypoglykämie geachtet werden [14].

> **UPDATE**
> Bei sportlicher Aktivität können nicht nur Hypo- sondern auch Hyperglykämien nach starker Anstrengung auftreten.

Während und nach der sportlichen Aktivität sinkt meist der Blutzuckerspiegel aufgrund der höheren Insulinempfindlichkeit der Muskulatur. Unmittelbar nach einer sehr großen Anstrengung kann der Blutzuckerwert jedoch auch ansteigen, da die Glucosefreisetzung aus dem Glykogenspeicher vorübergehend den Bedarf übersteigt. Daher ist es vor allem für Typ-1-Diabetiker wichtig, dass sie wissen, wie und wann sie mit Gegenmaßnahmen reagieren müssen. Dies wird in der Regel bereits bei Beginn der Diabetestherapie im Diabetes-Managementplan des Patienten festgehalten.

Um eine Hypoglykämie aufgrund von Sport bei **Typ-1-Diabetes** vorzubeugen, sind folgende Strategien möglich [27]:
- Steigerung der Kohlenhydrataufnahme vor der geplanten Aktivität,
- Reduktion der prandialen Insulinmenge,
- Reduktion der Basalrate der Insulinpumpe,
- sehr kurze Sprints (maximal zehn Sekunden) zu Beginn und/oder am Ende einer ansonsten moderaten körperlichen Aktivität,
- Reduktion der Menge des Basalinsulins vor dem Schlafen gehen bei abendlicher Aktivität oder Reduktion der Basalrate der Insulinpumpe um circa 20 % bis nachts um etwa 3 Uhr (individuell jedoch variabel!).

Wenn die Umsetzung einer einzelnen Strategie (z. B. Reduktion der prandialen Insulinmenge) nicht ausreicht, um den Blutglucosezielbereich zu halten (160–180 mg/dl bzw. 8,9–10 mmol/l), kann eine Kombination mit weiteren Maßnah-

men (z. B. zusätzliche Kohlenhydrataufnahme) erfolgen. Damit Patienten aus Angst vor einer Hypoglykämie Sport nicht meiden, ist es wichtig, dass stets mindestens folgende Vorkehrungen getroffen werden [27]:
- schnell resorbierbare Kohlenhydrate (Traubenzucker in fester oder flüssiger Form) beim Sport bereit halten,
- Sportkameraden, Freunde, Trainer, Lehrer informieren, was im Falle einer Hypoglykämie zu unternehmen ist.

PRAXISBEISPIEL

Der 7-jährige J. M. teilt sein Pausenbrot mit seinem Freund, hat aber vorher seine normale Insulindosis gespritzt. Beim Schulsport ist er mit Feuereifer am Ball und merkt nicht sofort, dass er kaltschweißig und zittrig wird. Plötzlich wird ihm ganz komisch und er fühlt sich unsicher auf den Beinen. Vorsichtshalber setzt er sich auf den Hallenboden. Sein Lehrer ist sofort alarmiert und hilft J. M. den Traubenzucker, den er immer bei sich trägt, auszupacken. J. M. isst zwei Täfelchen Traubenzucker und trinkt von seiner Apfelschorle. Zusätzlich isst er die Banane, die ihm sein Schulfreund gibt. Danach geht es ihm wieder besser. Vorsichtshalber misst er seinen Blutzucker – den konnte er mit den Gegenmaßnahmen bereits erfolgreich in den normoglykämischen Bereich anheben. Die Banane wird außerdem verhindern, dass der Blutzuckerspiegel sofort wieder abfällt. Dennoch achtet er beim Spiel jetzt mehr darauf, wie er sich fühlt.

Während bei Typ-1-Diabetes die Hypoglykämieangst die Patienten bisweilen vom Sport abhält, sind es bei Typ-2-Diabetes häufig Komorbiditäten wie Übergewicht und Arthrose. Eine strukturierte Beratung zu mehr körperlicher Aktivität, die wiederum nach dem 5A-Konzept erfolgen kann, führt nachweislich zu einer Steigerung der Bewegungsaktivität. Mit Zielsetzungen wie 7000–10 000 Schritte pro Tag und einem Monitoring mittels Schrittzähler kann zu mehr Bewegung motiviert werden. Die Patienten sind darüber aufzuklären, dass Bewegung unabhängig von ihrer antidiabetischen Therapie zu einer besseren Aufnahme von Glucose in die Muskelzellen führt und somit den Blutzucker senkt. Langfristig werden durch eine Kombination aus Ausdauer- und Krafttraining die besten Erfolge erzielt und der HbA_{1c}-Wert innerhalb von sechs Monaten um durchschnittlich 0,8 % reduziert [28]. Ehe mit Krafttraining begonnen wird, sollte eine ärztliche Abklärung erfolgen, um kardiovaskuläre Risiken auszuschließen.

Für den **Einstieg** in das **Krafttraining** kann Folgendes empfohlen werden [27]:
- Das Training sollte mittels Geräten oder Gewichten erfolgen und insbesondere große Muskelgruppen trainieren. Pro Muskelgruppe ist zunächst ein Satz mit 20 Wiederholungen empfehlenswert.
- Sobald das Einstiegstraining problemlos möglich ist, sollte auf zwei Sätze mit je 10–15 Wiederholungen gesteigert werden. Gegebenenfalls sind dann auch die Gewichte zu erhöhen.
- Für das dauerhafte Krafttraining sollten drei Sätze mit je acht Wiederholungen umgesetzt werden. Dabei können die Gewichte weiter gesteigert werden.

Typ-2-Diabetiker haben häufig Komorbiditäten wie Arthrose, welche sie an körperlicher Aktivität hindern. Für sie kann der Besuch spezieller Sportgruppen sinnvoll sein, sodass sie beispielsweise mit Personen trainieren, welche ebenfalls deutlich übergewichtig sind. Um die Patienten erfolgreich zu mehr Bewegung zu motivieren, ist es daher empfehlenswert, sie bei der Suche nach einem geeigneten Sportangebot zu unterstützen. Dies könnten Kurse von Krankenkassen, Sportvereinen oder Trainingsstudios sein, wie beispielsweise eine Koronarsportgruppe. Für die Teilnahme am Koronarsport ist jedoch in der Regel ein ärztliches Attest notwendig [14].

Literatur

[1] American Diabetes Association. Standards of medical care in diabetes – 2015. Foundations of Care: Education, Nutrition, Physical Activity, Smoking Cessation, Psychosocial Care, and Immunization. Diabetes Care, 38 (Suppl 1): S20-S30, 2015

[2] Deutsche Adipositas-Gesellschaft e. V., Deutsche Diabetes Gesellschaft, Deutsche Gesellschaft für Ernährung e. V., Deutsche Gesellschaft für Ernährungsmedizin e. V. Interdisziplinäre Leitlinie der Qualität S3 zur „Prävention und Therapie der Adipositas", Version 2.0 (April 2014). www.awmf.org/leitlinien.html (Zugriff 23.11.2015)

[3] Schmiedel K, Mayr A, Fießler C et al. FINDRISK im Praxistest. Eine Interventionsstudie zur Diabetesprävention. Der Diabetologe, 7: 579–586, 2015

[4] Cornier MA, Despres JP, Davis N et al. Assessing adiposity: A scientific statement from the American Heart Association. Circulation, 124: 1996–2019, 2011

[5] Obesity: preventing and managing the global epidemic: report of a WHO consultation (WHO technical report series, 894), 2000

[6] Waist Circumference and Waist-Hip Ratio. Report of a WHO Expert Consultation. Geneva, Switzerland: World Health Organization, 2011

[7] Moyer VA. Screening for and management of obesity in adults: U. S. Preventive Services Task Force Recommendation Statement. Ann Intern Med, 157: 373–378, 2012

[8] Shaw RL, Pattison HM, Holland C and Cooke R. Be SMART: examining the experience of implementing the NHS Health Check in UK primary care. BMC Family Practice, 16: 1–8, 2015

[9] Goldstein MG, Whitlock EP, DePue J. Multiple behavorial risk factor interventions in primary care. Summary of research evidence. Am J Prev Med, 27 (2 Suppl): 61–79, 2004

[10] GKV-Spitzenverband. GKV Leitfaden Prävention. Handlungsfelder und Kriterien des GKV-Spitzenverbandes zur Umsetzung der §§ 20 und 20a SGB V vom 21. Juni 2000 in der Fassung vom 10. Dezember 2010. www.gkv-spitzenverband.de/media/dokumente/presse/publikationen/Leitfaden_Praevention-2014_barrierefrei.pdf (Zugriff 26.11.2015)

[11] German Nutrition Society. New reference values for energy intake. Ann Nutr Metab, 66: 219–223, 2015

[12] Heseker H, Heseker B. Die Nährwerttabelle 2016/2017. 4. Aufl., Neuer Umschau Buchverlag, Neustadt an der Weinstraße, 2015

[13] Tudor-Locke C, Craig CL, Brown WJ et al. How many steps/day are enough? For adults. Int J Behav Nutr Phys Act, 8: 79, 2011

[14] Bundesärztekammer (BÄK), Kassenärztliche Bundesvereinigung (KBV), Arbeitsgemeinschaft der Wissenschaftlichen Medizinischen Fachgesellschaften (AWMF). Nationale Versorgungsleitlinie Therapie des Typ-2-Diabetes – Langfassung, 1. Aufl., Version 4.2013, zuletzt geändert: November 2014. www.dm-therapie.versorgungsleitlinien.de (Zugriff 26.11.2015)

[15] Mann J, De Leeuw I, Hermansen K et al. Evidence-based nutritional approaches to the treatment and prevention of diabetes mellitus. Nutr Metab Cardiovasc Dis, 14: 373–394, 2004

[16] aid Infodienst. Die aid-Ernährungspyramide. www.aid.de/ernaehrung/ernaehrungspyramide.php (Zugriff 03.12.2015)

[17] Harvard TH. Chan School of Public Health. Healthy eating plate. www.hsph.harvard.edu/nutritionsource/healthy-eating-plate/ (Zugriff 03.12.2015)

[18] diabetesDE. Fett-Protein-Einheit (FPE). Avialable from: www.diabetesde.org (Zugriff 03.12.2015)

[19] Strohm D. Glykämischer Index und glykämische Last – ein für die Ernährungspraxis des Gesunden relevantes Konzept? Wissenschaftliche Stellungnahme der DGE. Ernährungs Umschau, 1: M26–38, 2013

[20] Yokoyama Y, Barnard ND, Levin SM, Watanabe M. Vegetarian diets and glycemic control in diabetes: a systematic review and meta-analysis. Cardiovasc Diagn Ther, 4 (5): 373–382, 2014

[21] Ley SH, Hamdy O, Mohan V, Hu FB. Prevention and management of type 2 diabetes: dietary components and nutritional strategies. Lancet, 383: 1999–2007, 2014

[22] Pilis W, Stec K, Zych M, Pilis A. Health benefits and risk associated with adopting a vegetarian diet. Rocz Panstw Zakl Hig, 65 (1): 9–14, 2014

[23] Koletzko B, Bauer CP, Bung P et al. German national consensus recommendations on nutrition and lifestyle in pregnancy by the healthy start – young family network. Ann Nutr Metab, 63: 311–322, 2013

[24] Bundesinstitut für Risikobewertung. Bewertung von Süßstoffen und Zuckeraustauschstoffen. Stand Juli 2014, www.bfr.bund.de/cm/343/bewertung_von_suessstoffen.pdf (Zugriff 03.12.2015)

[25] Imamura F, O'Connor L, Ye Z et al. Consumption of sugar sweetened beverages, artificially sweetened beverages, and fruit juice and incidence of type 2 diabetes: systematic review, meta-analysis, and estimation of population attributable fraction. BMJ, 351: 3576, 2015

[26] Herrmann W, Obeid R. Ursachen und frühzeitige Diagnostik von Vitamin-B12-Mangel. Dtsch Ärztebl, 105 (40): 680–685, 2008

[27] Canadian Diabetes Association Clinical Practice Guidelines Expert Committee. Clinical Practice Guidelines. Physical activity and diabetes. Can J Diabetes, 37: 40–44, 2013

[28] Kirk A, Mutrie N et al. Effects of a 12-month physical activity counselling intervention on glycaemic control and on the status of cardiovascular risk factors in people with type 2 diabetes. Diabetologia, 47 (5): 821–832, 2004

5 Fragen am HV-Tisch

Karin Schmiedel

In der Apotheke wird man von Patienten mit Diabetes mit unterschiedlichsten Fragen konfrontiert. Diesen gilt es kompetent zu begegnen, sodass die Sicherheit der Patienten in ihre Therapie gestärkt wird. Oftmals ist eine erneute Einweisung in den richtigen Gebrauch der Diabetes-Hilfsmittel notwendig. Auch Fragen rund um die Ernährung und die Stoffwechselkontrolle treten auf. Wenn Patienten in die Obhut anderer (Kindergarten, Schule, Pflegeheim) gegeben werden, benötigen die Angehörigen oft Unterstützung, um auf die Betreuung vertrauen zu können.

Mein Messgerät zeigt komische Werte an

Die Blutzuckerselbstmessung ist vor allem bei Menschen mit Typ-1-Diabetes ein integraler Bestandteil der Therapie. Patienten mit Insulintherapie berechnen die benötigte Insulinmenge bei der intensivierten Insulintherapie und der Insulinpumpentherapie anhand der gemessenen Blutzuckerwerte. Der Patient sollte sich auf seine Blutzuckerselbstmessung verlassen können. Kommt ein Patient mit der Aussage „Mein Messgerät zeigt komische Werte an!" in die Apotheke, gilt es die Ursache möglichst rasch herauszufinden und zu beseitigen.

Es muss geklärt werden, was der Patient unter komischen Werten versteht. Folgende Möglichkeiten kommen vor:
- sehr niedrige Werte ohne Hypoglykämiesymptome,
- sehr hohe Werte trotz unveränderter Therapie,
- Fehlermeldungen.

Der Patient sollte den Blutzucker mit seinem eigenen Gerät selbst messen und hierbei beobachtet werden. Stets gilt es die Ursachen für die „komischen Werte" zu eruieren [1, 2].

Sehr niedrige Werte ohne Hypoglykämiesymptome: Wenn das Gerät einen sehr niedrigen Wert anzeigt (unter 60 mg/dl bzw. 3,3 mmol/l), der Patient jedoch keine Hypoglykämiesymptome hat, sollte mit dem apothekeneigenen Messgerät eine Überprüfung durchgeführt werden. Bestätigt sich der niedrige Blutglucosewert, sollte gemäß dem Erste-Hilfe-Schema bei Hypoglykämien (o Abb. 2.2) vorgegangen werden. Wenn hingegen der Blutglucosewert mit dem apothekeneigenen Messgerät im Normalbereich liegt, ist das Patienten-Gerät zu überprüfen. Ursachen für ungewöhnliche Messwerte können verfallene oder falsch gelagerte Teststreifen sein. Eine Funktionskontrolle mit neuen Teststreifen und einer Kontrolllösung kann Aufschluss geben. Gegebenenfalls sollte das Patienten-Gerät gegen ein neues Blutzuckermessgerät getauscht werden.

Sehr hohe Werte trotz unveränderter Therapie: Patienten mit Typ-1-Diabetes versuchen meist ihre Blutglucosewerte im Bereich unter 200 mg/dl (11,1 mmol/l) zu halten. Hingegen berichten Typ-2-Diabetiker bei Werten zwischen 200 mg/dl und 300 mg/dl (11,1–16,7 mmol/l) häufig, dass dies für sie normal ist. Jeder Patient kann somit unter einem „sehr hohen Wert" einen anderen Blutglucosewert verstehen. Wenn die Patienten mit sehr hohen Blutzuckerwerten über Symptome wie Übelkeit, Schwindel oder Bewusstseinstrübung klagen, besteht der Verdacht, dass sich ein ketoazidotisches oder ein hyperosmolares Koma entwickelt. Die Patienten sollten dann einer notfallmedizinischen Versorgung zugeführt werden. Stets sollten die Ursachen für die sehr hohen Werte trotz unveränderter Therapie eruiert werden. Infrage kommen beispielsweise Luftblasen in der Insulinpatrone, verstopfte Insulinpennadeln, verstopfte oder abgeknickte Insulinpumpenkatheter, Verwechslung der Arzneimittel, ungewaschene Hände oder akute Infekte.

Fehlermeldungen: Häufig kommen die Patienten in die Apotheke, weil ihr Blutzuckermessgerät eine Fehlermeldung anzeigt. Typische Fehler sind, dass zu früh Blut auf den Teststreifen aufgetragen wird, zu wenig Blut zum Einsaugen in den Teststreifen zur Verfügung steht oder der Teststreifen falsch an den Blutstropfen angesetzt wird, sodass die Kapillarkräfte nicht funktionieren. Der angezeigten Fehlermeldung sollte nachgegangen werden. In vielen Fällen ist eine erneute Einweisung des Patienten in die Gerätehandhabung zielführend. Seltener handelt es sich um einen Gerätefehler, der einen Austausch gegen ein neues Testgerät notwendig macht.

Für die Einweisung der Patienten in die Blutzuckerselbstkontrolle stehen Arbeitshilfen und Standardarbeitsanwei-

Tab. 5.1 Gerätekontrolle Insulinpen. ©Dr. Eric Martin, Marktheidenfeld und Qualitätszirkel Pharmazeutische Betreuung Würzburg

	😊	😐	☹️	Parameter
Pen	☐		☐	Vollständig?
	☐	☐	☐	Hygiene?
	☐	☐	☐	Gebrauchsspuren?
	☐		☐	Batteriespannung (bei halb- und vollautomatischen Pens)?
Kompatibilität	☐		☐	Pen und Insulin
	☐		☐	Pen und Kanüle/Pennadel
Kanüle/Pennadel	☐		☐	Pennadel/Kanüle aufgeschraubt?
	☐		☐	Innere Verschlusskappe aufgesetzt?
	☐		☐	Erkennbare Deformation?
	☐	☐	☐	Kanülenlänge angemessen?
Insulinpatrone	☐		☐	Erkennbare Schäden (Sprünge usw.)?
	☐		☐	Verfalldatum?
	☐		☐	Datum des Anbruchs vermerkt?
	☐		☐	Insulin klar (Lösungen)?
	☐		☐	Insulin homogenisierbar (Suspensionen)?
	☐		☐	Blasen im Pen (> 1 mm Durchmesser)?
Funktion	☐		☐	Dosierknopf/Dosiseinstellung?
	☐		☐	Dosiskorrektur möglich?
	☐		☐	Reset Kolbenstange möglich?
	☐		☐	Prüfung Spritzbereitschaft
Sonstige Auffälligkeiten	☐		☐	

sungen der ABDA zur Verfügung, die eine strukturierte Beratung erleichtern (siehe weiterführende Literatur).

Mein Pen ist kaputt

Einem Patienten, der mit der Aussage „Mein Pen ist kaputt!" in die Apotheke kommt, sollte eine regelmäßige Geräte-Kontrolle angeboten werden. Denn gemäß dem Konsensuspapier der Kommission Einbindung der Apotheker in die Diabetiker-Versorgung (EADV) ist der Apotheker Ansprechpartner bei allen Fragen zur Arzneimitteltherapie und für die Lösung arzneimittelbezogener Probleme zuständig [3].

Mit einer Checkliste (◘ Tab. 5.1), ähnlich der wie sie von Dr. Eric Martin im Qualitätszirkel Pharmazeutische Betreuung Würzburg entwickelt wurde, kann die Überprüfung des Insulinpens systematisch durchgeführt werden [4].

Der häufigste Fehler, der einem in der Praxis begegnet, ist die Wiederverwendung der Pennadeln. Dies ist aus mehreren Gründen problematisch. So ist das Risiko eine Lipohypertrophie zu entwickeln umso höher, je seltener die Pennadel gewechselt wird [5]. Auch wenn die Patienten aussagen, dass sie die Pennadel bereits ausgetauscht haben, führt das Aufschrauben/Aufsetzen einer neuen Nadel häufig zu einer Wiederherstellung der Funktionstüchtigkeit des Pens. In einer Studie wechselten circa 5 % der Patienten ihre Pennadel nur, wenn sie eine neue Patrone einsetzten oder einen neuen Pen verwendeten [5]. Die Patientenaussage, dass die Nadel bereits ausgetauscht wurde, kann somit bedeuten, dass es die zweite Nadel seit Anbruch der Insulinpatrone ist. Das Insulin kann jedoch bei Wiederverwendung der Pennadel in dieser eintrocknen und die Nadel verstopfen. Dadurch wird der Pen scheinbar funktionsuntüchtig.

Seltenere Fehler wie das Auslösen des Pens ohne aufgesetzte Pennadel, was zum Herausdrücken des Gummiseptums oder zum Bersten der Patrone führt, können ebenfalls beobachtet werden. In den meisten Fällen kann durch eine erneute Einweisung in den korrekten Umgang mit dem Insulinpen Abhilfe geschaffen werden.

Sollte sich die Aussage „Mein Pen ist kaputt" bestätigen, kann Patienten kurzfristig durch die Abgabe von U-100-Spritzen geholfen werden. Diese sind in der Regel geeignet, um ohne Umrechnung die korrekte Insulinmenge aus der Penpatrone aufzuziehen und zu injizieren (Ausnahmen: Insulin mit 40 IE/ml bzw. 300 IE/ml).

Ist Alkohol erlaubt?

Alkohol wird in der Leber rasch metabolisiert, um das Zellgift Ethanol für den Körper unschädlich zu machen. Hierbei wird der Metabolismus anderer Nährstoffe zurückgestellt. Der Konsum von Alkohol hemmt außerdem die Gluconeogenese in der Leber und die Betaoxidation freier Fettsäuren sowie die Glykogenolyse. Bei gesunden Personen ist der Körper dennoch in der Lage, den Blutglucosespiegel im Normalbereich zu halten [6].

Diabetiker vertragen Alkohol besonders schlecht, wenn sie mit insulinotropen oralen Antidiabetika oder Insulin behandelt werden. Vor allem **Sulfonylharnstoffe** und **Insulin** haben ein vergleichsweise hohes Hypoglykämierisiko. Dieses ist bei Alkoholkonsum aus zwei Gründen zusätzlich erhöht: Einerseits hemmt der Ethanolmetabolismus in der Leber die Gluconeogenese und die Glykogenolyse, sodass die Gegenregulation des Körpers bei sinkendem Blutglucosespiegel weniger gut möglich ist. Andererseits verschlechtert der Alkoholkonsum eine realistische Selbsteinschätzung und steigert die Risikobereitschaft – erste Anzeichen einer Hypoglykämie werden weniger gut wahrgenommen [6, 7]. Etwa 20 % der Hospitalisierungen aufgrund einer Hypoglykämie treten bei Menschen mit Typ-1-Diabetes im Zusammenhang mit Alkoholkonsum auf [7].

Die Äußerung „Ich vertrage keinen Alkohol mehr" kann verschiedene Ursachen haben. Eine Intensivierung der Therapie kann dazu führen, dass in Kombination mit Alkohol rascher eine Hypoglykämie auftritt. Mit zunehmendem Alter und häufigen Hypoglykämien bei langer Erkrankungsdauer sinkt außerdem die Hypoglykämiewahrnehmung [8]. Wichtige Hinweise zum verantwortungsvollen Umgang mit Alkohol bei Diabetes sind in ▶ Kap. 4 zu finden.

Alkoholkonsum kann bei **Jugendlichen** mit Typ-1-Diabetes ein relevantes Problem darstellen. Gerade in der Pubertät möchten sie ganz normale Jugendliche sein und beispielsweise mit ihren Altersgenossen Alkohol konsumieren. Ab dem 16. Lebensjahr dürfen Jugendliche Bier, Wein, Sekt und alkoholische Mischgetränke käuflich erwerben. Auch wenn es Eltern schwer fällt, ist es sinnvoll, jugendlichen Typ-1-Diabetikern Alkohol nicht strikt zu verbieten, sondern einen kontrollierten Konsum zu erlauben. Die Regel, dass maximal ein bis zwei Gläser Alkohol getrunken werden sollen, gilt auch für den jugendlichen Diabetiker. Für Eltern kann es hilfreich sein, wenn sie beispielsweise bei einem gemeinsamen Grillabend mit dem Jugendlichen ein Glas Alkohol genießen und so von Anfang an einen verantwortungsvollen Umgang mit Alkohol fördern. Zur Sicherheit können sich die Jugendlichen eine Erinnerung ins Handy einspeichern, dass sie ihren Blutzucker messen (circa 2–3 Stunden nach dem Alkoholkonsum).

Darf ich noch Auto fahren?

Diabetiker können sich und andere im Straßenverkehr gefährden, wenn eine Hypoglykämie auftritt, die mit Bewusstseinstrübung, Aggressivität und Kontrollverlust einhergeht.

Eine **gute glykämische Kontrolle** mit maximal einer schweren Hypoglykämie in den letzten 12 Monaten ist daher Voraussetzung für die Fahreignung. Patienten mit Diabetes mellitus dürfen Mofas, Motorräder, Autos, Autos mit Anhänger und Traktoren fahren, wenn sie die Fahrerlaubnis hierfür besitzen und stabil eingestellt sind. Bei einer Therapie mit hohem Hypoglykämierisiko werden jedoch Blutzuckerselbstmessungen empfohlen [9].

Möchten Patienten mit Diabetes mellitus ein **Fahrzeug der Gruppe 2** (mehr als 3,5 Tonnen oder zur Fahrgastbeförderung) führen, muss eine stabile Stoffwechselführung über drei Monate nachgewiesen werden. Hierzu ist beispielsweise ein Nachweis der selbst gemessenen Blutzuckerwerte vorzulegen. Bei einer Therapie mit hohem Hypoglykämierisiko ist zudem alle drei Jahre eine Begutachtung der Kraftfahreignung durch einen Facharzt (Internist, Diabetologe) notwendig [9].

Vor Fahrantritt sollten Diabetiker ihren Blutzucker messen – vor allem, wenn sie mit Sulfonylharnstoffen, Gliniden oder Insulin behandelt werden. Bei einem Blutzucker unter 90 mg/dl (< 5 mmol/l) sind vor Fahrantritt Maßnahmen zu unternehmen, um den Blutzucker ausreichend anzuheben (1–2 BE essen). Bei längeren Fahrten sollte zusätzlich in Abständen von maximal 90 Minuten der Blutzucker kontrolliert werden [10]. Schnell verfügbare Glucose sollte im Auto immer griffbereit sein (z. B. in der Fahrertür). Bei beginnenden Hypoglykämiesymptomen sollte sofort angehalten und Glucose aufgenommen werden.

Während die Leitlinie zur Kraftfahrzeugeignung in erster Linie Hypoglykämien als Risiko für Unfälle erachtet, können auch zu hohe Blutzuckerwerte zu einer verzögerten Reaktion führen. Langfristig stellen **Hyperglykämien** ebenfalls ein Risiko dar, da häufiger Spätkomplikationen wie Sehbeeinträchtigungen auftreten, die das sichere Führen eines Fahrzeuges unmöglich machen können [10].

Beim Antrag auf **Erteilung der Fahrerlaubnis** wird teilweise abgefragt, ob eine Diabeteserkrankung vorliegt. Wenn es sich um eine freiwillige Angabe handelt, muss der Patient keine Antwort angeben. Lügen sollte der Diabetiker jedoch nicht. Erfährt die Behörde beispielsweise bei einem Unfall später von der Diabeteserkrankung kann die Fahrerlaubnis widerrufen werden.

Menschen, die bereits über eine Fahrerlaubnis verfügen und an Diabetes erkranken, müssen weder ihren Führerschein abgeben noch eine Meldung an die Behörde machen. Wenn jedoch die Behörde beispielsweise durch einen Unfall oder auffälliges Fahrverhalten von der Diabeteserkrankung erfährt, kann sie aufgrund von Bedenken gegen die Kraftfahrzeugeignung ein ärztliches Gutachten anordnen [11].

Ich möchte verreisen

Zunächst einmal gilt, dass Diabetiker ebenso wie gesunde Personen verreisen können. Die Patienten sollten sich auf ihre Reise jedoch besonders gut und rechtzeitig vorbereiten. Insbesondere Patienten, die bisher keine Fernreise mit ihrer Erkrankung unternommen haben und mit Insulin behandelt werden, sollten ihr Reiseziel gut auswählen. Dabei sollten extreme Temperaturen nach Möglichkeit gemieden werden.

Denn bei **tropischer Hitze** verbessert sich die Hautdurchblutung, sodass Insulin schneller resorbiert wird. Auch die Lagerung von Insulin kann sich schwierig gestalten: Dauerhafte Temperaturen über 30 °C können die Wirksamkeit des Insulins ebenso beeinträchtigen wie Temperaturen unter dem Gefrierpunkt. Außerdem sind zahlreiche Blutzuckermessgeräte nicht für extreme Bedingungen geeignet: Hohe Luftfeuchtigkeit kann den Teststreifen schaden. Auch bei zu niedrigen oder zu hohen Temperaturen kann der Blutzucker nicht zuverlässig bestimmt werden [12].

Typische Schwierigkeiten bei Reisen mit Diabetes sind [12]:
- Andere Nahrungsmittelauswahl, veränderte Essgewohnheiten: Da andere Nahrungsmittel als zu Hause verzehrt werden, kann die Einschätzung der Blutzuckerwirksamkeit einer Mahlzeit Schwierigkeiten bereiten.
- Geändertes Bewegungsverhalten: Oftmals werden im Urlaub andere Verkehrsmittel genutzt als zu Hause, sodass plötzlich beispielsweise größere Strecken zu Fuß zurückgelegt werden. Auf die ungewohnte Bewegung sollte man durch das Mitführen von Müsliriegeln oder Ähnlichem vorbereitet sein.
- Zeitumstellung: Durch die Zeitumstellung kann sich der Abstand zwischen Mahlzeiten verkürzen oder verlängern. Die Therapie muss daran angepasst werden.
- Mangelnde medizinische Versorgung während der Reise.

Diese Schwierigkeiten bringen es mit sich, dass häufigere Blutzuckerkontrollen notwendig sind und öfter Korrekturinsulin injiziert werden muss. Daher sollten Diabetiker den **doppelten Bedarf** für Insulininjektion und Blutzuckermessung mitführen, wie für die Reisedauer normalerweise benötigt würden.

Ehe ein Patient mit Diabetes verreist, ist in jedem Fall eine Reiseberatung sinnvoll. Diese sollte sicherstellen, dass neben der üblichen Reiseapotheke alle Diabetes-relevanten Vorbereitungen getroffen und rechtzeitig alle erforderlichen Impfungen durchgeführt werden.

Patienten, die Insulin spritzen, sollten bei Reisen in andere Länder eine **ärztliche Bescheinigung für Flugreisen und Grenzkontrollen** mitführen. Diese ist vom behandelnden Arzt auszufüllen und bestätigt, dass der Patient beispielsweise Spritzen mit sich führen muss. Vor allem bei Flugreisen ist dies bei zahlreichen Fluggesellschaften notwendig, da die Flüssigkeitsmitnahme im Handgepäck normalerweise auf einen Liter beschränkt ist und die Behältnisse 100 ml nicht überschreiten dürfen. Notwendige Medikamente wie Insulin sind von dieser Regelung ausgenommen,

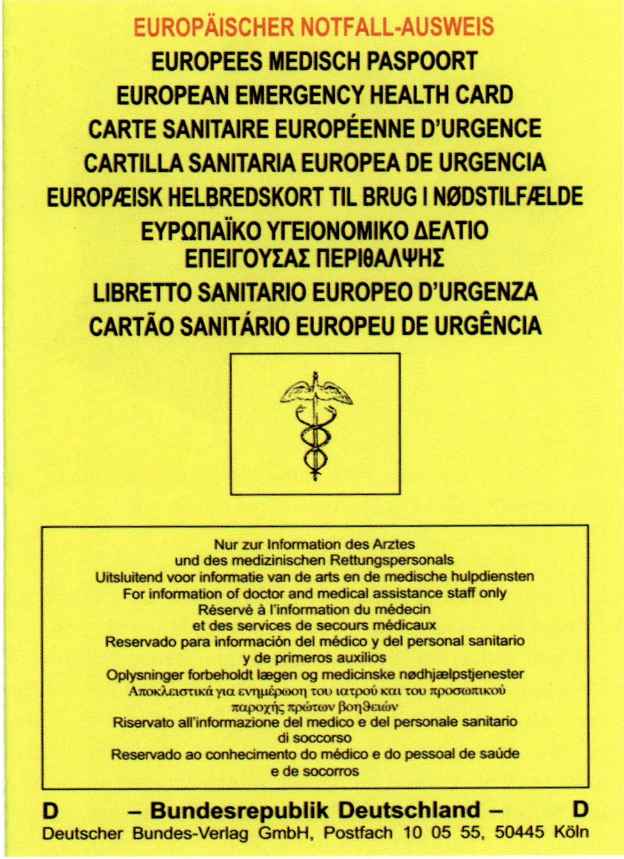

○ **Abb. 5.1** Europäischer Notfallausweis in neun Sprachen: Diabetiker sollten das Dokument stets mitführen.

jedoch muss die medizinische Notwendigkeit oftmals durch die Vorlage einer solchen ärztlichen Bescheinigung begründet werden. Bei der ärztlichen Bescheinigung sollte darauf geachtet werden, dass diese in mehreren Sprachen (mindestens Sprache des Abreiselands und Sprache des Ankunftslands) verständlich ist. Vorlagen hierfür findet man beispielsweise auf den Homepages von Diabetes-Selbsthilfevereinen wie diabetesDE [13]. Zusätzlich sollten die Patienten einen **internationalen Notfallausweis** bei sich tragen. Der europäische Notfallausweis (○ Abb. 5.1) ist beispielsweise in neun Sprachen gefasst und kann im Bundesanzeiger Verlag bestellt werden [14].

Vorab ist es wichtig, bei der eigenen Krankenkasse anzufragen, ob ein **Krankenversichertenschutz im Ausland** besteht. Neben Unfällen müssen Erkrankungen, die bereits vor der Reise bestanden – wie Diabetes – abgesichert sein. Auch ein Rückholtransport aus dem Reiseland sollte versichert sein [12].

Der **Transport von Insulin** für eine längere Reise kann sich besonders schwierig gestalten. Bei einer Flugreise ist zu beachten, dass die Fluggesellschaften in der Regel keine Kühlmöglichkeit für Insulin im Flugzeug bieten. Teilweise sind die Frachträume auf über 4 °C temperiert, bei manchen Fluggesellschaften ist es jedoch notwendig, vorher anzumelden, dass man einen temperierten Frachtraum benötigt. Bereits beim Buchen der Reise sollte daher abgeklärt werden, wie der Insulintransport durchgeführt werden kann. Mindestens die Hälfte des benötigten Insulinbedarfs sollte

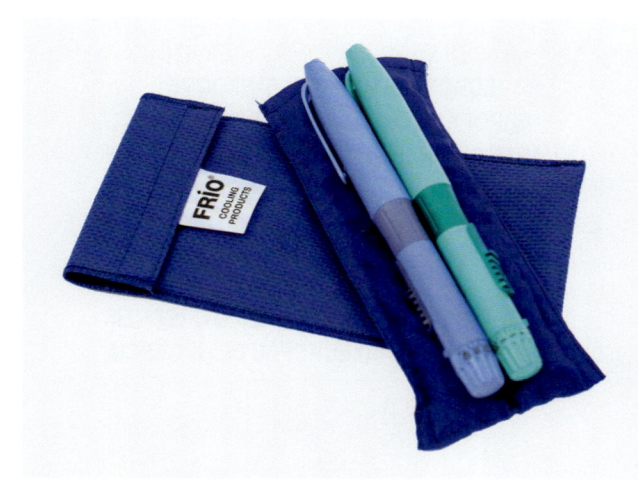

Abb. 5.2 Frio Kühltasche: Die Kühltasche wird mit kaltem Wasser aktiviert und eignet sich, um zwei Insulinpens bis zu 45 Stunden unter 30 °C zu kühlen.

im Handgepäck mitgeführt werden, sodass der Patient auf Verlust oder Verspätung des Koffers vorbereitet ist [12].

Neben extremer Kälte in untemperierten Frachträumen ist auch Hitze zu meiden. Über 30 °C verliert Insulin seine Wirksamkeit durch die Zerstörung der Proteinstruktur. Bei Reisen in warme Länder sollte daher ebenso wie bei einem Ausflug an heißen Sommertagen Insulin in einer Kühltasche transportiert werden. Für unterwegs gut geeignet sind **Kühltaschen** mit einem **Verdunstungsprinzip** (Abb. 5.2), die Insulin bis zu zwei Tage kühl halten können. Diese werden in Wasser getaucht und bilden dabei ein Gel, welches beim Verdunsten ausreichend Kälte freisetzt, um das Insulin unter 30 °C zu kühlen. Die Kühltaschen können viele Male durch Eintauchen in kaltes Wasser wieder aktiviert werden [15]. Während es unterwegs meist schwierig ist, Kühlakkus in einem Kühl- oder Gefrierschrank wieder aufzuladen, können Kühltaschen mit Verdunstungsprinzip einfach durch kaltes Wasser wieder aktiviert werden.

Bei Fernreisen ist vorab ein Plan aufzustellen, wie die Therapie an eine **Zeitverschiebung** anzupassen ist (Tab. 5.2). Beträgt die Zeitverschiebung weniger als vier Stunden, ist in der Regel keine Anpassung der Insulintherapie notwendig. Auch bei der Einnahme von oralen Antidiabetika ist normalerweise keine Änderung nötig – die Therapie wird im Urlaubsland zu den üblichen Zeiten fortgesetzt, da ja auch zu den ortsüblichen Zeiten gegessen wird [12].

Insgesamt sollte darauf geachtet werden, dass der Blutzucker während einer Reise eher etwas höher eingestellt wird (145–200 mg/dl bzw. 8,0–11,1 mmol/l), damit Hypoglykämien vermieden werden. Sicherheitshalber sollte zudem der Blutzucker alle 2–3 Stunden gemessen werden [12].

Diabetiker sollten immer sicherstellen, dass mindestens ein Mitreisender über ihre Erkrankung informiert ist und im Notfall mit einem Glucagon-Set vertraut ist (Abb. 5.3).

Wenn der Patient durch eine starke Bewusstseinstrübung bei einer Hypoglykämie nicht mehr in der Lage ist, selbstständig Glucose aufzunehmen, muss durch das Spritzen von Glucagon der körpereigene Glykogenspeicher entleert werden. Dadurch wird der Blutzucker in der Regel ausreichend angehoben, sodass der Patient wieder in der Lage ist, Glucose oral aufzunehmen. Dies ist dann auch dringend notwendig, damit die Glykogenspeicher wieder gefüllt werden können.

> **CAVE**
> Zu beachten ist, dass Glucagon nur wirksam ist, wenn der Glykogenspeicher nicht leer ist. Nach längerem Fasten, häufigen Hypoglykämien oder Alkoholkonsum wirkt Glucagon nicht. Die intravenöse Gabe von Glucose durch eine notfallmedizinische Versorgung wird dann notwendig.

Auch auf einen **Reisedurchfall** sollten Diabetiker besonders gut vorbereitet sein. Bei einem akuten Durchfall wird weniger Glucose aus der Nahrung resorbiert, Elektrolyte und Wasser gehen in großer Menge über den Stuhl verloren. Auch die Passage oral eingenommener Medikamente ist stark beschleunigt. Bei Durchfall und Erbrechen ist daher stets schwer vorhersagbar, was im Körperkreislauf ankommt. Daher sollte der Blutzucker engmaschig kontrolliert werden. Mit oralen Rehydratationslösungen (z. B. Oralpädon®, Elotrans®) können Glucose und Elektrolyte zugeführt werden. Racecadotril (Vaprino®) und Loperamid sind geeignet, um die Durchfall-Symptome zu lindern. Im Gegensatz zu Kohle-Compretten® haben sie keinen Einfluss auf die Resorption anderer Arzneimittel. Patienten mit Typ-1-Diabetes müssen auch bei Durchfall und Erbrechen ihre Therapie mit Basalinsulin beibehalten, sonst besteht die Gefahr einer Stoffwechselentgleisung bis zum ketoazidotischen Koma [12].

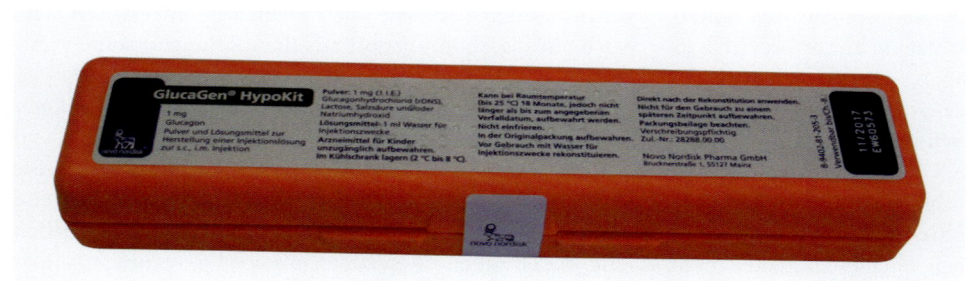

Abb. 5.3 GlucaGen® HypoKit: Im Notfall muss das gefriergetrocknete Glucagon mit Wasser für Injektionszwecke aus der beiliegenden Spritze rekonstituiert werden und dann in Abhängigkeit vom Körpergewicht eine halbe oder ganze Spritze der Glucagonlösung in Bauch oder Oberschenkel injiziert werden.

Tab. 5.2 Therapieanpassung bei Flugreisen mit Zeitverschiebung

Wo geht es hin?	Zeitumstellung	Therapieanpassung
Nach Westen	Tag wird länger, Uhr wird zurück gestellt	Insgesamt wird mehr Insulin benötigt: Vor dem Flug normale Insulindosis injizieren, während des Fluges ggf. zusätzlich kurzwirksames Insulin, nach der Ankunft wird das Insulin wieder zur gewohnten Zeit gespritzt.
Nach Osten	Tag wird kürzer, Uhr wird vor gestellt	Insgesamt wird weniger Insulin benötigt. Vor dem Flug wird die Dosis reduziert, wenn der Flug mehr als acht Stunden dauert. Während des Fluges wird ggf. Korrekturinsulin gespritzt. Nach dem Flug wird das Insulin wieder zur gewohnten Zeit appliziert.

Gerade ältere Diabetiker haben ein erhöhtes kardiovaskuläres Risiko und sind daher besonders gefährdet, ein thromboembolisches Ereignis zu erfahren. Bei langem Sitzen während einer Flug-, Bus- oder Autoreise ist das Risiko für Thrombosen gesteigert.

Um **Thrombosen** vorzubeugen, sind folgende Empfehlungen sinnvoll [12]:
- Thromboseprophylaxestrümpfe sollten getragen werden.
- Bewegung: bei Autoreisen regelmäßige Bewegungspausen einplanen, bei Zugreisen häufig aufstehen und im Zug umherlaufen, bei Bus- und Flugreisen Übungen zur Aktivierung der Beinvenenpumpe durchführen.
- Trinken: während einer Reise vor allem Wasser und stark verdünnte Saftschorlen trinken. Alkohol sollte aufgrund der diuretischen Wirkung auch im Flugzeug gemieden werden.
- Blutgerinnung hemmen: Auf Verordnung des Arztes kann bei hohem Thromboserisiko eine Prophylaxe mit subkutan injizierten niedermolekularem Heparin durchgeführt werden. Infrage kommt beispielsweise eine Einmalgabe von 20–40 mg Enoxaparin (Clexane®), welches circa zwei Stunden vor dem Flug gespritzt werden sollte und dessen Wirkung etwa 24 Stunden anhält.

Bei der Reiseplanung sollte auch immer der Impfpass überprüft werden, näheres hierzu im nächsten Kapitel.

Impfen und Diabetes

Menschen mit Diabetes gelten bei einigen Infektionskrankheiten als besonders gefährdet, weshalb für sie Impfungen indiziert sind, die sonst beispielsweise nur ab einem bestimmten Alter empfohlen werden.

Folgende Impfungen werden bei Diabetes mit Stand Herbst 2015 von der Ständigen Impfkommission zusätzlich empfohlen [16]:
- Influenza,
- Pneumokokken.

Bei Reisen sollte außerdem beispielsweise ein **Hepatitis-B-Impfschutz** vorhanden sein, da Diabetiker ein erhöhtes Risiko haben, medizinische Behandlung während der Reise zu benötigen und nicht überall die Hygienemaßnahmen den Standards in Deutschland entsprechen. Chronische Erkrankungen wie Diabetes stellen keine Kontraindikation für eine Impfung dar.

Machen sich Eltern auf die Suche nach einer möglichen Ursache für die Diabetes-Typ-1-Erkrankung ihres Kindes können ihnen Aussagen wie „Das Impfen ist schuld" begegnen. Ein Zusammenhang zwischen Impfungen und Typ-1-Diabetes erscheint anhand bisheriger Studiendaten jedoch als unwahrscheinlich [17]. Wie für Allergien und Asthma wird allerdings auch für Typ-1-Diabetes als Autoimmunerkrankung die Hygiene-Hypothese diskutiert. Die Hypothese wird durch die Beobachtung gestützt, dass Typ-1-Diabetes in Ländern selten vorkommt, in denen Tuberkulose und Durchfallerkrankungen aufgrund schlechter Hygienestandards häufig auftreten [18]. Dies sollte jedoch nicht dazu führen, dass Eltern ihre Kinder aus Angst vor Typ-1-Diabetes nicht impfen lassen. Hingegen sollten übertriebene Hygienemaßnahmen wie das Desinfizieren aller Haushaltsoberflächen unterbleiben.

Hilfe! Mein Kind hat Diabetes

Eltern, die mit der Diagnose **Diabetes mellitus Typ 1** bei ihrem Kind konfrontiert werden, befinden sich oftmals in einer Ausnahmesituation: Durch die plötzliche Verschlechterung des Gesundheitszustands ihres Kindes alarmiert, suchen sie ärztliche oder notärztliche Hilfe auf. Etwa ein Drittel der Kinder benötigt bei Diagnosestellung eine notfallmedizinische Versorgung aufgrund einer ketoazidotischen Stoffwechselentgleisung [19].

Kinder sind jedoch nicht nur von Typ-1-Diabetes betroffen. Immer häufiger wird bei Kindern und Jugendlichen auch die Diagnose Typ-2-Diabetes gestellt [20].

Die Grundvoraussetzung, damit die kleinen Patienten und ihre Eltern mit der Erkrankung umgehen können, ist eine Schulung. Insbesondere die Therapie des Typ-1-Diabetes bedeutet für Familien eine Herausforderung.

PRAXISBEISPIEL

Mit zwei Jahren erkrankt S. N. an Typ-1-Diabetes. Für die Familie bedeutet das eine große Umstellung. Die Eltern messen oft achtmal am Tag den Blutzucker von dem Zweijährigen. Je nachdem wie der Glucosewert ist, muss S. N. etwas essen oder noch mit der Mahlzeit warten. Für einen Zweijährigen ist das nicht einfach zu verstehen. Wenn seine Mutter mit der Stechhilfe zum Piksen kommt, beginnt S. N. gelegentlich zu weinen. An seine Insulinpumpe hat er sich inzwischen ganz gut gewöhnt.
Die Herausforderungen werden mit zunehmendem Alter nicht geringer. S. N. möchte beim Kindergeburtstag genauso Kuchen essen und herumtoben wie die anderen Kinder. Als S. N. in den Kindergarten kommt, müssen alle Erzieher aufgeklärt werden. Die Eltern fragen in der Apotheke nach, ob diese bei der Aufklärung der Erzieher unterstützend tätig werden kann.

Für die normale Entwicklung von Kindern mit Diabetes ist es wichtig, dass sie einen allgemeinen Kindergarten besuchen. Damit dies möglich ist, müssen sich die Eltern auf die Mithilfe der Erzieher verlassen können. Denn erst mit circa fünf Jahren können etwa 40 % der Kinder selbstständig ihren Blutzucker messen und ihr Insulin applizieren [21].

Im Idealfall sollte ein **Kindergartenkind** seinen Blutzucker selbst messen können. Die Erzieher sollten eine Übersicht von den Eltern erhalten, bei welchen Blutzuckerwerten wie reagiert werden muss. Dies kann beispielsweise wie in ▫ Tab. 5.3 aussehen. Zur Aufklärung kann die Broschüre der Arbeitsgemeinschaft für Pädiatrische Diabetologie „Informationen für Erzieherinnen und Erzieher in Kindergärten" herangezogen werden. Besonders wichtig ist, dass die Erzieher darauf achten, dass Kinder mit Typ-1-Diabetes oftmals zu definierten Zeiten essen müssen [22].

In der Regel dürfen die Erzieher keine Insulininjektion vornehmen. Bei Bedarf kann daher vom Arzt verordnet werden, dass ein **ambulanter Pflegedienst** in den **Kindergarten** kommt und den Blutzucker misst bzw. das Insulin appliziert. Da die Nahrungsaufnahme von Kindern schlecht planbar und kontrollierbar ist, werden in der Pädiatrie immer häufiger **Insulinpumpen** eingesetzt. Diese müssen jedoch stets von der Krankenkasse genehmigt werden. Als Standardtherapie wird eine intensivierte Insulintherapie bzw. eine Therapie mit einem kurzwirksamen Insulinanalogon bzw. Humaninsulin mittels Pumpentherapie durchgeführt. Die Eltern müssen dennoch in der Lage sein, bei einem Ausfall der Insulinpumpe das Insulin mittels Pen oder Insulinspritze zu applizieren [21].

Die Kinder, Jugendlichen und ihre Eltern bzw. Betreuer sind durch Schulungen zu einem Selbstmanagement der Erkrankung zu befähigen. Nachschulungen sollten mindestens alle zwei Jahre stattfinden und inhaltlich sowie didaktisch an das Alter der Patienten angepasst sein [21].

Eine Überforderung mit der Therapie kann zu einer schlechten glykämischen Kontrolle und psychischen Störungen wie Angst- und Essstörungen führen. Familien sollen deshalb bereits bei Diagnosestellung psychosozial beraten werden. Vor allem bei Jugendlichen kann eine unzureichende Krankheitsbewältigung in einem sogenannten „**Insulinpurging**" münden: Die Jugendlichen spritzen mit Absicht zu wenig Insulin, damit die Glucose über den Urin ausgeschieden und nicht in Form von Fett im Körper gespeichert wird. Dies führt nicht nur zum – von den Jugendlichen gewünschten – Gewichtsverlust, sondern erhöht auch das Risiko für Folgeerkrankungen. Bei Verdacht auf eine Essstörung mit Insulinpurging sollte ein Kinder- oder Jugendpsychiater zur Therapie hinzugezogen werden [21].

Auch die Diagnose **Diabetes mellitus Typ 2** stellt Kinder, Jugendliche und ihre Eltern vor eine Herausforderung. In Schulungen müssen die Familien über die Erkrankung und die Zusammenhänge mit Ernährung und Bewegung aufgeklärt werden. Neben der Gewichtsreduktion und Bewegungssteigerung ist Metformin wie bei Typ-2-Diabetes im Erwachsenenalter das Mittel der Wahl zur medikamentösen Therapie [21]. Für die meist jugendlichen Diabetiker vom Typ 2 stellt das Übergewicht ein großes Problem dar. Ihre gesundheitsbezogene Lebensqualität ist im Vergleich zu normalgewichtigen Jugendlichen vermindert. Sie haben ein geringeres Selbstwertgefühl und ihr Wohlbefinden in der Schule und im Freundeskreis ist reduziert [23].

PRAXISBEISPIEL

Der 18-jährige K. M. erhielt im Alter von 12 Jahren die Diagnose Diabetes mellitus Typ 2. In seiner Familie gibt es keine festen Essenszeiten. Ein gemeinsames Frühstück kennt er nur von zwei Aufenthalten in Adipositas-Zentren. Er hat dabei zwar jedes Mal erfolgreich abgenommen, es aber nachher nicht geschafft, das Gelernte in den Alltag zu übertragen. Während im Adipositas-Zentrum die Jugendlichen ähnliche Konditionsprobleme beim Sport hatten, ist er im normalen Schulsport der einzige in seiner Klasse, der aufgrund von 60 kg Übergewicht nicht mithalten kann. Das grenzt aus. So verbringt K. M. seine Freizeit fast ausschließlich vor dem PC. Seinen Gesundheitszustand schätzt er selbst als schlecht ein [nach 24].

Am Beispiel von K. M. wird deutlich, dass die Familie bei der Entwicklung des Typ-2-Diabetes im Kindes- und Jugendalter eine entscheidende Rolle spielt. Die Studie zur Gesundheit von Kindern und Jugendlichen in Deutschland (KiGGS)

▫ **Tab. 5.3** Übersicht für Erzieher – Maßnahmen in Abhängigkeit vom Blutzuckerwert

Wenn der Blutzucker ...	Dann[1] ...
Unter ...	Zusätzlich ... Täfelchen Traubenzucker essen
Zwischen ... und ...	Zusätzlich ... Täfelchen Traubenzucker essen
Zwischen ... und ...	Normal frühstücken
Zwischen ... und ...	Weniger frühstücken:
Über ...	Eltern anrufen! Tel.:

[1] Von den Eltern bzw. vom Diabetologen sollten die individuellen Werte für das Kind eingetragen werden.

zeigte, dass der Sozialstatus und die Schulbildung jedoch keinen signifikanten Einfluss auf die Entwicklung von Übergewicht und Adipositas haben. Die Förderung gesunder Ernährung und körperlicher Aktivität soll daher unabhängig vom Sozialstatus erfolgen [23]. Auch die Apotheke kann hier Verantwortung übernehmen und beispielsweise Traubenzuckergaben an Kinder abschaffen. Außerdem kann der Apotheker Kindergärten und Schulen besuchen und über gesunde Ernährung aufklären. Hierfür stellt das WIPIG (Wissenschaftliches Institut für Prävention im Gesundheitswesen) Materialien wie „Die Vitamindetektive" zur Verfügung unter www.wipig.de.

Was ist mit meiner Haut?

Rund 80 % der Diabetiker haben Hautprobleme. Am häufigsten ist die Haut von Infektionen, Trockenheit und Entzündungen betroffen [25].

Infektionen und **Entzündungen** sind vor allem bei längerer Diabetesdauer kein Fall für die Selbstmedikation, da Wunden bei Diabetikern aufgrund von Durchblutungsstörungen oftmals schlecht heilen. Die lokale Wundbehandlung ist dann nur ein Teil der Therapie, die beispielsweise durch revaskularisierende Maßnahmen ergänzt werden muss.

Eine geeignete Hautpflege stärkt die Hautbarriere und vermindert Symptome wie Juckreiz und Kratzen, die aufgrund von **Hauttrockenheit** als Folge mikrovaskulärer Durchblutungsstörungen auftreten. Dadurch lässt sich vor allem die Lebensqualität der Patienten verbessern. Zur Pflege eignen sich Produkte, die das Wasserbindungsvermögen der Haut erhöhen. Dies sind in der Regel hydrophile Substanzen wie Glycerin, Hyaluronsäure oder Harnstoff. **Harnstoff** verbessert außerdem die Penetration in die Haut. Um das diabetische Fußsyndrom vorzubeugen, ist das regelmäßige Eincremen mit harnstoffhaltigen Fußcremes empfehlenswert. Eine hohe Harnstoffkonzentration ist vor allem bei bestehenden **Hyperkeratosen** wichtig, um diese zu reduzieren und damit der Bildung eines Ulkus vorzubeugen [26].

Für Diabetiker können folgende Hautpflegeempfehlungen ausgesprochen werden [26]:
- Vor allem die unteren Extremitäten (Füße, Schienbeine) täglich mit einer feuchtigkeitsspendenden Körperlotion eincremen. Dadurch lassen sich die Trockenheit und der Juckreiz reduzieren. Harnstoffhaltige Produkte können indiziert sein.
- Hornhaut sollte professionell entfernt werden. Anschließend gilt es der Neubildung durch eine entsprechende Pflege vorzubeugen.
- Die Anwendung von Sonnencreme kann möglicherweise auch die Bildung glykosylierter Produkte in der Haut vorbeugen und somit den Hautzustand verbessern.
- Zur Verbesserung der Lebensqualität kann gut verträgliches Make-up eingesetzt werden, um Pigmentierungsstörungen abzudecken.
- Für die Reinigung sollten gut verträgliche Reinigungsprodukte und keine austrocknenden Seifen verwendet werden.

Wie erkenne ich eine gute Patientenschulung?

Patientenschulungen sollen unmittelbar nach der Diagnosestellung erfolgen. In einer strukturierten Basisschulung lernen die Patienten und gegebenenfalls deren Angehörige die wichtigsten Grundlagen über Diabetes mellitus und dessen Therapie [27].

Patientenschulungen können Gruppen- oder Einzelschulungen sein. Gemäß der Leitlinie zu strukturierten Schulungsprogrammen sollten Schulungen nach Diabetestyp, Therapieform und Gesamtrisikoprofil differenzieren [27]. Dass dies in der Praxis nicht immer der Fall ist, zeigte eine Umfrage unter Menschen mit Diabetes. Nur 95 % der Befragten hatten an wenigstens einer Schulung teilgenommen. Vor allem älteren Menschen mit Typ-2-Diabetes wurde keine Schulung angeboten. Mehr Informationen und weitere Schulungen wünschen sich Betroffene insbesondere zu den Themen Ernährung, Prävention von Folgeerkrankungen und Hypo- sowie Hyperglykämien [28].

Die Schulungen sollen interaktiv durchgeführt werden und das Selbstmanagement der Erkrankung unterstützen. Eine Übersicht anerkannter Schulungsprogramme bietet die entsprechende Leitlinie [27].

Was ist bei pflegebedürftigen Diabetikern zu beachten?

Immer mehr Senioren sind von Diabetes betroffen. Mit zunehmendem Alter werden auch diese Patienten pflegebedürftig und benötigen die Betreuung durch einen ambulanten Pflegedienst oder ein Seniorenheim.

Bei der Pflege von älteren Menschen mit Diabetes treten oftmals die Probleme der Patienten wie trockene Haut und Wundheilungsstörungen verstärkt zutage. Die Pflege benötigt deshalb besondere Aufmerksamkeit gegenüber dem Pflegebedürftigen. Ein Pflegeplan sollte beispielsweise folgende Aspekte berücksichtigen:

Hautpflege: Tägliches Eincremen mit feuchtigkeitsspendenden, gegebenenfalls harnstoffhaltigen Lotionen nach der Körperwäsche.

Fußpflege: Tägliche Inspektion der Füße auf Druckstellen, Pilzinfektionen und Verletzungen. Die Füße sind im Idealfall täglich mit einer harnstoffhaltigen Fußcreme zu pflegen. Die Pflegebedürftigen sollten regelmäßig einem Podologen für eine professionelle Fußpflege vorgestellt werden. Eine ärztliche Verordnung der podologischen Behandlung ist bei intakter Haut möglich, wenn die Notwendigkeit der Nagelbehandlung bei Nagelveränderungen oder der Hornhautbehandlung besteht [29].

Dekubitusprophylaxe: Da Menschen nach langjähriger Diabeteserkrankung oftmals Durchblutungsstörungen aufweisen, kommt der Dekubitusprophylaxe eine besondere Bedeutung zu. Wenn ein Dekubitus auftritt, dauert es aufgrund der Durchblutungsstörung überdurchschnittlich lange bis eine Wundheilung erreicht wird. Zur Dekubitusprophylaxe dienen die regelmäßige Lagerung des Pflegebedürftigen und die Mobilisierung. Hierbei können spezielle Sitzkissen, Matratzen oder Lagerungshilfen unterstützend wirksam sein.

Ernährung: Bei insulinotrop wirkenden Antidiabetika (Sulfonylharnstoffe, Glinide) und Insulin muss besonders darauf geachtet werden, dass der Pflegebedürftige nach der Einnahme bzw. Applikation die vorgesehene Mahlzeit verzehrt. Wenn dies nicht sichergestellt werden kann, beispielsweise weil zusätzlich eine Demenz vorliegt und der Patient gelegentlich Nahrung verweigert, sollte die Insulingabe bzw. Arzneimitteleinnahme erst nach dem Essen erfolgen. Alternativ kann eine Umstellung der Medikation erwogen werden. Beispielsweise steht eine Metformin-Lösung für geriatrische Patienten mit Schluckbeschwerden zur Verfügung (MetfoLiquid GeriaSan).

Sturzneigung: Pflegebedürftige mit Diabetes haben eine erhöhte Sturzneigung, da sie häufig Komorbiditäten wie Hypertonie aufweisen oder bei einer Hypoglykämie stürzen. Die Sturzneigung sollte regelmäßig erhoben werden und gegebenenfalls die Medikation angepasst werden. Mit zunehmendem Alter können höhere Zielbereiche für den Blutdruck und die Blutglucose festgelegt werden, vor allem wenn die voraussichtlich verbleibende Lebenszeit unter fünf Jahren beträgt. Zur Sturzprophylaxe eignet sich regelmäßige körperliche Aktivität mit Koordinationsübungen. Der Einsatz von Sturzprotektoren kann in Abhängigkeit vom Sturzrisiko erwogen werden [29].

Blutzuckermessung: Wenn die Blutzuckermessung nicht mehr vom Pflegebedürftigen selbst durchgeführt werden kann, sollte ein Pflegeplan regelmäßige Messungen vorsehen. Beim Patienten mit Typ-1-Diabetes sind in der Regel mindestens vier Messungen pro Tag sinnvoll. Bei Typ-2-Diabetes kann dies in Abhängigkeit vom Hypoglykämierisiko individuell festgelegt werden. Für die Blutzuckermessung soll für jeden Pflegebedürftigen ein eigenes Gerät verwendet werden, da eine unbemerkte Blutkontamination des Geräts möglich ist. Zum Selbstschutz der Pflegenden sollen diese ausschließlich Sicherheitslanzetten verwenden. Vor der Punktion sind eine hygienische Händedesinfektion und eine Hautantiseptik der Punktionsstelle durchzuführen [30]. Eine Blutzuckerentgleisung ist häufig ein Anzeichen für eine Infektion, sodass dann zusätzlich Fieber gemessen und ein Arzt konsultiert werden sollte.

Insulininjektion: Vor jeder Insulininjektion durch einen Pflegenden ist eine alkoholische Hautdesinfektion durchzuführen, um einer Infektion vorzubeugen. Wenn der Pflegebedürftige noch selbstständig in der Lage ist, das Insulin zu injizieren, kann auf die Hautdesinfektion verzichtet werden, wenn die Hautstelle sauber und trocken ist. Für jede Insulingabe ist eine neue Pennadel zu verwenden. Pennadeln sind Einmalartikel – für die Mehrfachverwendung liegt keine Haftung durch den Hersteller vor [31]. In der Regel ist es möglich, die Pennadel nach der Insulininjektion vom Pen mithilfe der äußeren Schutzhülle der Nadel zu entfernen. Alternativ kann ein „Needle Remover" eingesetzt werden, der ebenfalls eine sichere Entfernung ermöglicht.

Aufgrund der speziellen Bedürfnisse Pflegebedürftiger mit Diabetes bietet die Deutsche Diabetes Gesellschaft für examinierte Pflegekräfte eine Weiterbildung zur Diabetes-Pflegefachkraft DDG. Da bislang nicht flächendeckend in Seniorenheimen Diabetes-Pflegefachkräfte arbeiten, können Angehörige dies in der Regel nicht als Auswahlkriterium für ein Seniorenheim heranziehen.

Apotheken können die Seniorenheime unterstützen, indem sie im Rahmen der Heimversorgung eine Schulung über Diabetes für die Pflegekräfte durchführen.

Literatur

[1] Schüder A, Mann WA. Blutzucker – Das sind typische Fehler bei der Selbstmessung. Ärzte Zeitung 2014, www.aerztezeitung.de/medizin/krankheiten/diabetes/article/858560/blutzucker-typische-fehler-selbstmessung.html (Zugriff 30.11.2015)

[2] Handbücher von Blutzuckermessgeräten, Stand Dezember 2015

[3] Kommission EADV. Konsensuspapier der Kommission EADV von DDG und BAK. Pharmazeutische Betreuung von Menschen mit Diabetes und Gesundheitsberatung von Menschen mit Risiko für die Entwicklung eines Diabetes durch den Apotheker: Möglichkeiten und Grenzen. Stand 03/2013, www.abda.de/fileadmin/assets/Qualitaetssicherung/Kooperationen/Kooperationen-Diabetes/Koop-Diabetes_Konsensusvereinbarungen/Konsensusvereinbarung.pdf (Zugriff 27.12.2015)

[4] Martin E. Qualitätszirkel Pharmazeutische Betreuung Würzburg. Gerätekontrolle Insulin-Pen. 2009, www.blak.de/d/items/rundschreiben-12010-pharmazeutische-betreuung-spritz-kompetenz-v.html (Zugriff 27.12.2015)

[5] Vardar B, Kizilci S. Incidence of lipohypertrophy in diabetic patients and a study of influencing factors. Diabetes Res Clin Pract, 77 (2): 231–236, 2007

[6] Pietraszek A, Gregersen S, Hermansen K. Alcohol and type 2 diabetes. A review. Nutr Metab Cardiovasc Dis, 20 (5): 366–375, 2010

7] Richardson T, Weiss M, Thomas P, Kerr D. Day after the night before: influence of evening alcohol on risk of hypoglycemia in patients with type 1 diabetes. Diabetes Care, 28 (7): 1801–1802, 2005

[8] Ahren B. Avoiding hypoglycemia: a key to success for glucose-lowering therapy in type 2 diabetes. Vasc Health Risk Manag, 9: 155–163, 2013

[9] Grächmann N, Albrecht M. Begutachtungsleitlinien zur Kraftfahreignung. Bundesanstalt für Straßenwesen. Bergisch Gladbach, gültig ab 1. Mai 2014, www.bast.de/DE/Publikationen/Berichte/unterreihe-m/2015–2014/m115–2014.html (Zugriff 29.12.2015)

[10] Seeger R, Lehmann R. Fahreignung und Fahrfähigkeit bei Diabetes mellitus. Ther Umschau, 68 (5): 249–252, 2011

[11] Verordnung über die Zulassung von Personen zum Straßenverkehr (Fahrerlaubnis-Verordnung – FeV) vom 13. Dezember 2010, zuletzt geändert am 2. Oktober 2015, www.gesetze-im-internet.de/bundesrecht/fev_2010/gesamt.pdf (Zugriff 29.12.2015)

[12] Landgraf R, Lohr R. Reisen mit Diabetes im Gepäck. Was bei der Vorbereitung und im Urlaub zu beachten ist. CME, 10 (10): 55–62, 2013

[13] diabetesDE. Deutsche Diabetes Hilfe. Reisen für Menschen mit Diabetes. Ärztliche Bescheinigung für Flugreisen und Grenzkontrollen. www.diabetesde.org/gesund_leben/reisen/ (Zugriff 29.12.2015)

[14] Europäischer Notfallausweis. Bundesrepublik Deutschland. Bundesanzeiger Verlag. www.bundesanzeiger-verlag.de/sicherheit-technik-gefahrgut/arzneimittel/fachliteraturprodukte/europaeischer-notfallausweis.html (Zugriff 29.12.2015)

[15] Frio. Insulin Reisetasche. Hält Insulin kühl ohne Kühlelemente. www.frio.eu/ (Zugriff 31.12.2015)

[16] Robert Koch-Institut. Epidemiologisches Bulletin Nr. 34, 2015. Empfehlungen der Ständigen Impfkommission (STIKO) am Robert Koch-Institut/Stand August 2015, www.rki.de/DE/Content/Kommissionen/STIKO/Empfehlungen/Impfempfehlungen_node.html (Zugriff 31.12.2015)

[17] Keller-Stanislawski B, Hartmann K. Existiert ein Zusammenhang zwischen Impfungen und Typ-1-Diabetes mellitus bei Kindern und Jugendlichen? Bundesgesundheitsbl Gesundheitsforsch Gesundheitsschutz 2001, 44: 613–618

[18] Bach JF, Chatenoud L. The hygiene hypothesis: an explanation for the increased frequency of insulin-dependent diabetes. Cold Spring Harb Perspect Med, 2 (2): a007799, 2012

[19] Ziegler AG. Die Fr1da-Studie. Diabetes früh erkennen – früh gut behandeln. Diabetes aktuell, 13 (2): 87–88, 2015

[20] Dabelea D, Mayer-Davis EJ, Saydah S et al. Prevalence of type 1 and type 2 diabetes among children and adolescents from 2001 to 2009. JAMA, 311 (17): 1778–1786, 2014

[21] Deutsche Diabetes Gesellschaft. Arbeitsgemeinschaft für Pädiatrische Diabetologie. Diagnostik, Therapie und Verlaufskontrolle des Diabetes mellitus im Kindes- und Jugendalter. S3-Leitlinie der DDG und AGPD 2015. AWMF-Registernummer 057–016. www.deutsche-diabetes-gesellschaft.de/fileadmin/Redakteur/Leitlinien/Evidenzbasierte_Leitlinien/DM_im_Kinder-_und_Jugendalter_20151206.pdf (Zugriff 06.01.2016)

[22] Arbeitsgemeinschaft für Pädiatrische Diabetologie. Informationen für Erzieherinnen und Erzieher in Kindergärten. Kinder mit Diabetes im Kindergarten. www.diabetesde.org/ueber_diabetes/infomaterial/?utm_source=navigation&utm_medium=301&utm_campaign=Infomaterial (Zugriff 06.01.2016)

[23] Krause L, Ellert U, Kroll LE, Lampert T. Gesundheitsbezogene Lebensqualität von übergewichtigen und adipösen Jugendlichen. Bundesgesundheitsbl 2014, 57: 445–454

[24] Piazena F. Voll fette Verführung. Tagesspiegel, 3: 62–65, 2015

[25] Demirseren DD, Emre S, Akoglut G et al. Relationship between skin diseases and extracutaneous complications of diabetes mellitus: clinical analysis of 750 patients. Am J Clin Dermatol, 15 (1): 65–70, 2014

[26] Piérard GE, Seité S, Hermanns-Lê T, Delvenne P, Scheen A, Piérard-Franchimont C. The skin landscape in diabetes mellitus. Focus on dermocosmetic management. Clin Cosmet Investig Dermatol, 15 (6): 127–135, 2013

[27] Bundesärztekammer (BAK), Kassenärztliche Bundesvereinigung (KBV), Arbeitsgemeinschaft der Wissenschaftlichen Medizinischen Fachgesellschaften (AWMF). Nationale Versorgungsleitlinie Diabetes – Strukturierte Schulungsprogramme – Langfassung, 1. Aufl., Version 3 2012, zuletzt geändert: Juni 2013. www.versorgungsleitlinien.de/themen/diabetes2/dm2_schulung (Zugriff 06.01.016)

[28] Schmiedel K, Schlager H, Leuner K. A survey concerning the educational needs of diabetics and the potential role of community pharmacies in diabetes education programmes in Germany. Poster presentation, FIP World Congress of Pharmacy and Pharmaceutical Sciences, Amsterdam 2012

[29] Dunning T, Duggan N, Savage S. The McKellar guidelines for managing older people with diabetes in residential and other care settings. Centre for Nursing and Allied Health, Deakin University and Barwon Health, Geelong 2014

[30] Deutsche Gesellschaft für Krankenhaushygiene. Sektion Hygiene in der ambulanten und stationären Kranken- und Altenpflege/Rehabilitation. Konsensuspapier Blutzuckermessung. Hyg Med, 38 (6): 250–251, 2013

[31] Anforderungen an die Hygiene bei Punktionen und Injektionen. Empfehlungen der Kommission für Krankenhaushygiene und Infektionsprävention beim Robert Koch-Institut (RKI). Bundesgesundheitsbl, 54: 1135–1144, 2011

Weiterführende Literatur

www.abda.de (Themen → Arbeit in der Apotheke → Qualitätssicherung → Leitlinien → Leitlinien und Arbeitshilfen → Blutuntersuchungen)
Arbeitshilfe des Deutschen Apotheken Portals: Blutzuckermessgeräte & Zubehör
Arbeitshilfe des Deutschen Apotheken Portals: Checkliste Qualitätssicherung der Patientenberatung zur Blutzuckerselbstkontrolle
Arbeitshilfe des Deutschen Apotheken Portals: Insulinpens & Zubehör
Wahrburg U, Egert S. Die große Wahrburg/Egert Kalorien-&-Nährwerttabelle. 4. Aufl. Trias, Stuttgart 2015
www.wipig.de (Materialien → Projekte → Ernährung für Kinder: Vitamin-Detektive)

Bildnachweis

Abb. 1.1 Nach Burge MR, Schade DS, 1997
Abb. 1.2 Nach Lilly Deutschland GmbH
Abb. 1.3 Roche Diagnostics Deutschland GmbH
Abb. 1.4 Emina Obarcanin
Abb. 2.1 Nach Nationale Versorgungsleitlinie Therapie des Typ-2-Diabetes
Abb. 2.2 Nach DDG S3-Leitlinie Therapie des Typ-1-Diabetes, Version 1.0
Abb. 3.1 Thomas Hack
Abb. 3.2 Thomas Hack
Abb. 3.3 Roche Diagnostics Deutschland GmbH
Abb. 3.4 A Braun Melsungen AG, B Roche Diagnostics Deutschland GmbH
Abb. 3.5 Beurer GmbH
Abb. 3.6 Roche Diagnostics Deutschland GmbH
Abb. 3.7 Roche Diagnostics Deutschland GmbH
Abb. 3.8 Abbott Diabetes Care Deutschland
Abb. 3.9 Look D, Strauss K. Nadeln mehrfach verwenden? Diabetes Journal 10, 1998, S. 34 © 2016 BD Medical Diabetes Care
Abb. 3.10 Andrea Schmiedel
Abb. 3.11 Thomas Hack
Abb. 3.12 Nach Roche Diagnostics Deutschland GmbH
Abb. 3.13 Ypsomed GmbH
Abb. 3.14 Medtronic GmbH
Abb. 4.1 Omron Medizintechnik Handelsgesellschaft mbH
Abb. 4.2 Nach aid Infodienst
Abb. 4.3 Harvard TH, 2015
Abb. 5.1 Bundesanzeiger Verlag
Abb. 5.2 FRIO ASTRID EURO LTD
Abb. 5.3 Andrea Schmiedel

Sachregister

A

Abasaglar® 2
Acarbose 20
Accu-Chek®
– Combo 9
– FastClix 28–29
– Insight 9
– Mobile 31
– Multiclix 28
– Safe-T-Pro Plus 29
ACE-Hemmer 22–23
Adipositas
– Diabetesrisiko 40
– Jugendliche 58–59
Aktivitätslevel 42, 44
Aktivitätssensoren 44
Akutkomplikationen 19–21
Albiglutid 16–17
Albumin-Kreatinin
– Kreatinin-Ratio 23
– Quotient 23
Albuminurie 23
Alfuzosin 22
Alkoholkonsum
– Hypoglykämierisiko 48, 54
– Jugendliche 54
– Metformin 48
Alpha-1-Blocker 22
Alpha-Glucosidasehemmer 20
Angiotensin-1-Rezeptorantagonisten 22–23
Animas®
– IR 2020 9
– Vibe 9
Antioxidanzien 48
Applikationshilfen 32–37
Ausdauersport 49

B

Basalinsulin
– Dosierung 5–6
– Substitution 5
Basalratenermittlung 9
Basalratenschieber 9
Basaltherapie 5–6
Basis-Bolus-Therapie 4
BD Microfine™ Insulinspritzen 34
BE-Faktor 6
Berechnung
– Bolusinsulin 47
– Korrekturdosis 7
– KE/BE 46
BerliPen® aero 2 34
Betablocker 22–24
Beurer GL 50 30
Bioreaktoren, implantierbare 37
Biosimilar 3
Blutglucose s. Blutzucker
Blutzuckerkorrektur 7–8
Blutzuckermessgeräte
– Handhabbarkeit 30
– innovative 30
– Kontrolllösung 52
– Patienteneinweisung 52
– Qualitätsstandards 29
– Sicherheit 30
– Störeinflüsse 29
– Zuverlässigkeit 30
Blutzuckermessung
– Fehlermeldungen 52
– hohe Werte 52
– kontinuierliche 9, 32
– niedrige Werte 52
Blutzucker-Tagebuchführung 5
Body-Mass-Index (BMI)
– Bewertungen 40
– Erkrankungsrisiko 40
Bolusinsulin
– Berechnung 47
– Dosierung 6
– Therapie 6–7
Bolusrechner 9
Broteinheiten 44
Broteinheitenfaktor 6
Bydureon® 17
Byetta® 17

C

Calciumantagonisten 23
Carotinoide 48
Chrom 48
Closed-Loop-System 9, 37
Cortison 6
Cyanocobalamin 48

D

DANA Diabecare® 9
Dapagliflozin 19
Dawn-Phänomen 2, 6
Dekubitusprophylaxe 60
Dextro Energy 21
Diabetes mellitus
– Typ 1 s. Typ-1-Diabetes
– Typ 2 s. Typ-2-Diabetes
Dialyse 23
Digoxin 22
Dipeptidyl-Peptidase-4 (DPP-4) 17
Diuretika 23
Domperidon, Gastroparese 22
Doxazosin 22
DPP-4-Inhibitoren
– Leberfunktionsstörungen 17
– Pankreatitis-Risiko 17
– Transaminasenerhöhung 18
– Übersicht 18
– Wirkung 17
Dulaglutid 16–17
Dysfunktion, erektile 22

E

Einweg-Insulinpumpen 36–37
Empagliflozin 19
Energiebedarf, Referenzwerte 42
Energiezufuhr, Tagesplan 43
Eperazan® 17
erektile Dysfunktion 22
Erkrankungsrisiko, Adipositas 40
Ernährung,
– Blutzuckerwirksamkeit 44
– Empfehlungen 45
– Fett-Protein-Einheiten 46
– Gastroparese 22
– Getränkeauswahl 46
– glykämische Kontrolle 44–45
– Hypoglykämiegefahr 45
– Makronährstoffe 44
Ernährungspyramide nach Aid 45
Ernährungstrends 47
Essstörungen, Jugendliche 58
Exenatide 17

F

Fahreignung, ärztliches Gutachten 54
Fahrerlaubnis, Diabetiker 54
Fernreisen, Zeitverschiebung 56–57
Fertigpens 17, 34
Fettgewebe
– abdominales 40
– viszerales 40
Fett-Protein-Einheiten (FPE) 46
– Bolusinsulinberechnung 47
Fettstoffwechselstörung 23
Fischöl-Supplemente 48
Flash-Glucose-Messung 32
FlexPen® 34
Flugreisen 55, 57
Forxiga® 19
FreeStyle
– Libre 32
– Navigator II 32
– Stechhilfe 28
Fructose 44
Fünf-A-Konzept, Gewichtsreduktion 41
Fußpflege, Pilzinfektionen 59
Fußsyndrom, diabetisches 22

G
G4 Platinum 32
Gastroparese, diabetische 22
Gauge 33
Gedächtnis, metabolisches 5
Gesamtenergiezufuhr 45
Gewichtsreduktion 39–44
- 5A-Konzept 41
- Bewegungssteigerung 42–44
- Energiebedarf 42
- Ernährungsplan 39–40
- Lebensqualität 41
- Lernziele 39
- Portionsgröße 40
- SMART-Prinzip 41
- Stoffwechselparameter 39
Glibenclamid 16
Gliclazid 16
Gliptine 17
GLP-1-Analoga
- Applikation 16
- Nebenwirkungen 16
- Übersicht 17
- Vorteile 16
- Wirkung 16
Glucagon 56
Glucagon-like-Peptide 1 (GLP-1) 16–17
Glucagon-Set 56
Glucoday 32
Glucose-dependent insulinotropic polypeptide (GIP) 17
Glucosemessung, kontinuierliche (CGM) 32
glykämische Kontrolle 54
glykämische Last 47
glykämischer Index (GI) 47
Grundumsatz
- Energiebedarf 42
- Referenzwerte 42
Guardian REAL-Time Enlite-Sensor 32

H
Hämodialyse, diabetische Nephropathie 23
Hautpflege 59
HbA_{1c}-Zielbereich 4
Healthy eating plate 46
Hilfsmittel, Kosten 38
Humaninsulin 3
Humapen® 34
Hygiene-Hypothese 57
Hyperkeratosen 59
Hypertonie 23
Hypoglykämie 2
- Alkohol 54
- Erste-Hilfe-Schema 20
- Fallbeispiel 11
- Glucose-Präparate 21
- nächtliche 7
- Straßenverkehr 54
- Symptome 20
- Vorbeugung 49–50
- Wahrnehmung 24, 49, 54

I
iBGStar® 31
Impfungen 57
Inkretine 16–17
InnoLet® 34–35
Insulin
- Biosimilar 3
- degludec 3
- detemir 2
- glargin 2
- glargin 300 3
- peglispro 3
- aktives 9
- Injektionsort 8
- Resorptionsgeschwindigkeit 8
- Starttherapie 5
- Tagesbedarf 5
- Wirkprofil 1
Insulinanaloga,
- kurzwirksame 1
- langwirksame 2
- Nebenwirkungen 2
- Verzögerungsinsulin 2
Insulinempfindlichkeit 6
Insulininjektion
- Lipohypertrophien 2, 33, 53
- Nadellänge 33
- schmerzarme 33
Insulinmast 44–45
Insulinpatrone, Luftblasen 52
Insulinpens
- Applikationshilfen 34
- Checkliste Überprüfung 53
- für Kinder 35
- Gerätekontrolle 53
- halbautomatische 35
- manuelle 34
- vollautomatische 35
- wiederverwendbare 34–36
Insulinpumpen 8–9, 36
- Basalrate 36
- Bolusgaben 36
- Einweg-Insulinpumpen 36
- Kinder 58
- Patch Pumps 36
- profitierende Patientengruppen 36
Insulinpumpentherapie
- Ausfall der Insulinpumpe 9
- Basalratenermittlung 9
- Basalratenschieber 9
- Bolusrechner 9
- Genehmigung 10
- Indikationen 10
- Kontraindikationen 10
- Pumpenmodelle 9
- Sicherheitsaspekte 10
- Therapiebeginn 8
- Vorteile 10
Insulinpurging 58
Insulinspritzen 34
Insulintherapie,
- HbA_{1c}-Zielbereich 4
- konventionelle 4
- Monitoring-Parameter 12
- Nebenwirkungen 2–3
- Ziele 1–4
Insulintherapie, intensivierte (ICT) 4
- Blutzuckermessung 5
- Tagebuchführung 5
- Vor- und Nachteile 4–5
- Zielblutglucose 5
Intact Traubenzucker 21
internationaler Notfallausweis 55

J
Janumet® 18
Januvia® 18
Jardiance® 19
Jubin® 21

K
Kanülen, Nadellänge 33
KE-Faktor 6, 46
Ketoazidosen
- diabetische 10, 19
- SGLT-2-Inhibitoren 19
Kindergarten,
- ambulanter Pflegedienst 58
- Übersicht für Erzieher 58
Kohlenhydrate
- Einheiten 44
- Faktor 6
Koma, diabetisches 20, 21
Komboglyze® 18
Koronarsport 50
körperliche Aktivität
- Blutzuckerwerte 49
- Empfehlungen 48–50
- glykämische Kontrolle 49
- Typ-1-Diabetes 49
- Typ-2-Diabetes 49
Korrekturdosis 7
Korrekturzahl 7
Kraftfahrzeugeignung 54
Krafttraining 50
Kreatinin-Clearance
- DPP-4-Inhibitoren 18
- Metformin 14
- SGLT-2-Inhibitoren 19
Kühltaschen 56
Kwikpen® 34

L

Lactatazidose, Metformin 14
Lagerung, Insuline 17, 55
Lantus® 2
Lanzetten 27–29
Lanzettenrevolver 29
Laserkoagulation 24
L-Dopa 23
Lebensmittel
– diätetische 44
– Empfehlungen ADA 45
Levemir® 2
Lipohypertrophie 2, 33, 53
Liqui-Fit® 21
Liraglutid 17
Lixisenatid 17
Lovastatin 23
Luftblasen 33

M

Magnesium 48
Makulopathie 23
Medikationsanalyse 24
metabolisches Gedächtnis 5
Metformin 14–15
– Dosierung 14
– Kontraindikationen 14
– Lactatazidose 14
– Nebenwirkungen 14
– Vitamin-B_{12}-Mangel 48
– Wirkung 14
Metoclopramid, Gastroparese 22
Microlet® 2 28
Miglitol 20
Miktionsbeschwerden 22
MiniMed®
– 640G System 9
– Guardian RealTime Enlite Sensor 37
– Paradigm Veo 9
Monitoring-Parameter, Insulintherapie 12
Multiple Daily Injections (MDI) 4

N

Nadeln s. Kanülen 33
Needle Remover 60
Nephropathie, diabetische
– glykämische Kontrolle 23
– Peritonealdialyse 23
– protektive Maßnahmen 23
– Transplantation 23
Netzhautschäden 23
Neuropathie, diabetische 21–22
– erektile Dysfunktion 22
– kardiale autonome 22
– Labordiagnostik 22
– Symptome 22
Notfallausweis, internationaler 55
NovoPen® 5 34

O

OmniPod® mylife 9
Onglyza® 18

P

Parästhesien 23
Patch Pumps 36–37
Patientenschulung 45, 58–59
Pens s. Insulinpens
Pflegeplan, Senioren 59
Pharmazeutische Betreuung,
– arzneimittelbezogene Probleme 25
– Fallbeispiel 10–11, 24
– Medikationsdatei 24–25
– Ziele 12
Phosphodiesterase-5-Inhibitoren 22
physical activity level (PAL) 42

R

Rehydratationslösungen, orale 56
Reisen
– ärztliche Bescheinigung 55
– Auslandskrankenversicherung 55
– Beratung 55
– Durchfall 56
– Insulintransport 55
– Lagerung von Insulin 55
– Thrombosen 57
– Zeitverschiebung 56–57
Restless-Legs-Syndrom 23
Retinopathie, diabetische 23–24
Rosuvastatin 23

S

Saxagliptin 17–18
Schmerzen, neuropathische 22
Schrittzähler 44
Senioren, Pflegeplan 59
SGLT-2-Inhibitoren
– erstmalige Verordnung 19
– lebensbedrohliche Infektionen 19
– Übersicht 19
– Vorteile 18
– Wirkungsmechanismus 18
Sicherheitslanzetten 29, 60
Sildenafil 22
Simvastatin, 23
Sitagliptin 17–18
SMART-Prinzip, Gewichtsreduktion 41
Sodium-Glucose Cotransporter 2 18
Solofix® Safety Blutlanzetten 29
Spätkomplikationen 21–24
Sport, Empfehlungen 48–49
Spritzen, Applikationshilfen 34
Spritz-Ess-Abstand 1–2, 6, 22
Statine 23
Stechhilfen
– Einstechtiefe 27
– Stechtechnik 27
– Tiefenregulierung 28
Stoffwechselkontrolle 5
Straßenverkehr
– Fahrerlaubnis 54
– Hypoglykämie 54
Sturzneigung 60
Sturzprophylaxe 60
Sulfonylharnstoffe 16
Süßungsmittel 47

T

TactiPen® 34
Tadalafil 22
Tamsulosin 22
Terazosin 22
Tex Schmelz Traubenzucker 21
Thrombosen 57
Toujeo® 3
Transport, Insuline 55
Tresiba® 3
Trueyou Stechhilfe 28
Trulicity® 17
Typ-1-Diabetes, Kinder 57
Typ-2-Diabetes,
– Behandlungsziele 15
– familiäre Veranlagung 39
– Kinder 58
– Lebensstilfaktoren 39
– leitliniengerechte Therapie 15
– Therapiestufen 15

U

Übergewicht s. Adipositas
Ulkus 59
Universallanzetten 28
Unterzuckerung 2

V

Vardenafil 22
VEGF-Inhibitoren 24
Velmetia® 18
Verapamil 22
Verhärtungen, Einstichstelle 2
Verzögerungsinsulinanaloga 2
Victoza® 17
Vildagliptin 17–18
Vitamin B_{12} 48
Vitamin C, 48
Vitamin D 48
Vitamin E 48

W
weight cycling 40

X
Xelevia® 18
Xigduo® 19

Z
Zeitverschiebung 56–57
Zimt 48
Zuckeraustauschstoffe 44, 47

Die Autoren

Dr. Marcus Lautenschläger
Studium der Pharmazie an der Westfälischen Wilhelms-Universität in Münster. Promotion im Fachbereich pharmazeutische Biologie (2011 bis 2015) zum Thema In-vitro-Bioverfügbarkeit von Inhaltsstoffen des Safrans. Anschließend als wissenschaftlicher Mitarbeiter der WestGem-Studie beschäftigt und seit 2015 Filialleiter der Pharmaxi-Apotheke in Steinfurt.

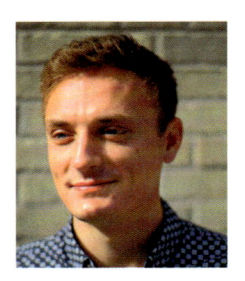

Dr. Emina Obarcanin
Studium der Pharmazie an der Heinrich-Heine Universität in Düsseldorf und 2009 Abschluss als Doctor of Pharmacy an der University of Florida, Gainesville, USA. Promotion in klinischer Pharmazie an der Universität Düsseldorf zum Thema: Pharmazeutische Betreuung von Jugendlichen mit Diabetes mellitus Typ 1. Seit 2015 wissenschaftliche Mitarbeiterin in der LENA-Studie (Labeling of Enalapril from Neonates up to Adolescents) am Institut für Klinische Pharmazie der Universität Düsseldorf.

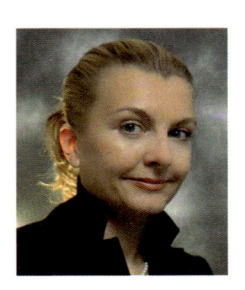

Dr. Karin Schmiedel
Studium der Pharmazie an der Universität Würzburg. Promotion in Klinischer Pharmazie an der Universität Erlangen/Nürnberg zum Thema Diabetesprävention und parallel wissenschaftliche Mitarbeiterin im WIPIG – Wissenschaftliches Institut für Prävention im Gesundheitswesen. Seit 2015 Filialleitung der Kur-Apotheke in Bad Windsheim. Weiterbildungen im Bereich Prävention und Gesundheitsförderung, Ernährungsberatung und Präventionsmanager WIPIG®.

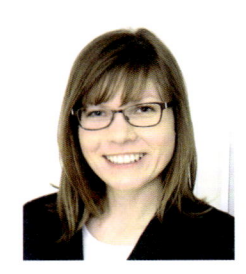